ドイツ精神病理学の戦後史

強制収容所体験と戦後補償

小俣和一郎

現代書館

まえがき――プリーモ・レーヴィはなぜ自殺したか

イタリアの作家プリーモ・レーヴィ（Primo Levi, 1919–87）は、一九四五年一月二十三日、アウシュヴィッツから解放された。一九四三年十二月十三日、ユダヤ人であるがゆえにイタリアの山中にたてこもっていたところを逮捕され、翌四四年はじめ、アウシュヴィッツへ強制移送されてから、丸一年一ヶ月余りが経過していた。その間の体験をまとめた『アウシュヴィッツは終わらない』（原題：*Se questo è un uomo* ―これが人間か）[注1]の冒頭で、彼は次のように述べている。

「幸運なことに、私は一九四四年になってから、アウシュヴィッツに流刑された。それは労働力不足がひどくなったために、ドイツ政府が、囚人の勝手きままな殺戮を一時的に中止し、生活環境を大幅に改善し、抹殺すべき囚人の平均寿命を延長するよう決定したあとのことだった。」

しかも彼が収容されたのは、アウシュヴィッツ巨大収容所群のなかでは相対的に（ただし、あくまでも相対的に！）みて、直接的な死の危険からは一歩遠ざかった、化学工場施設での強制労働を目的としたモノヴィッツ収容所（通称ブーナ）[2]であった。ここは、アウシュヴィッツ収容所群のなかにあって、とりわけ悪名の高かったビルケナウなどの抹殺収容所とは違って、その構内にガス室や焼却炉が設けられていたわけではなかった。それだけに、少なくともビルケナウなどと比較して生き残る確率は高かったと言える。事実、プリーモ・レーヴィ自身もかろうじて生き残り、上述の手記を著わすことができた。

しかし、そのレーヴィが、戦後、解放から実に四二年を経て自殺している。うつ状態のすえの、自宅の窓からの投身自殺であったと言われる。彼が執筆活動を行っていたトリノの自室のデスク上には、解放時に着用し、そのまま故郷へと持ち帰っていた当時の囚人服が、なお置かれていたと言われる。

アウシュヴィッツをはじめとするナチ強制収容所の生存者たちが、解放後に自殺した例は、一般に決して珍しいものではなかったであろう。逆に、収容所における自殺については、フランクルのごく短い言及(3)がある。それによれば、「強制収容所における自殺は（死があまりにも日常的であったがゆえに）いわれのないものであった。」――もしもこの指摘が正しいとすれば、皮肉なことに、自殺例はむしろ「日常的な死」の危険がすでに遠ざかった解放後に増加したということになる。

しかしながら、強制収容所における自殺例がいったいどの程度の頻度で発生していたのか、についてはもちろんのこと、解放後の生き残りにどのくらいの率で自殺が発生したのかさえも、今日に至るまでまったく不明のままである。自殺だけではなく、強制収容所における外傷体験（トラウマ）の内容、それに対する人間の反応、生き残りにみられる後遺障害とその個人的・社会的影響――これらに対して、戦後の精神医学は十分に取り組んできたといえるのか。むろん、そこには戦後の混乱期という、精神医学にとっても等しく訪れたはずの、学問的な研究空白期が確かに存在していたであろう。だが、戦後の精神医学、とりわけ精神病理学は、このような重大なテーマを取り上げ、それに対して何らかの回答を見出そうとする努力を、アウシュヴィッツ以降も一貫して怠ってきたようにみえる。エプスタインの指摘するとおり、「ほんのひとにぎりの精神科医、心理学者、精神分析医を除いては、この問題を追求するほど熱心な人はいなかった。多くの精神科領域の専門家にとっては、一般世間と同じく、ホロコーストは、歴史上の出来事になっていた」[4]のである。それればかりか、――わずか四年余りの短期間に数百万人にのぼる犠牲者を出すという未曾有の歴史的出来事の結果として、膨大な数の強制収容所体験者（すなわち生き残り《サバイバー》）が生まれたにもかかわらず――彼らへの学問的関心は、むしろ抑圧され、否認され、あるいは隠蔽されようとすらしてきたのではなかろうか――。

たしかに強制収容所における個別の体験は、戦後の早い時期から一部の生存者によって公表され、フランクルのような精神科医が自ら、そうした体験を心理学的に分析しようと試みている[5]。しかしながら精神医学は、そのような体験者による貴重な個人的記録や分析を引き継ぎ、そこから何かを導き出そうとする努力に一貫して欠けてきたように思われる。その責任は、教壇的精神医学、とりわけ戦後の精神病理学にあるだろう。

強制収容所における体験とは、いったい如何なるものであったのか、それは人間の精神に対して如何なる影響を与えたのか、その影響は解放後の被迫害者に如何なる後遺障害をもたらしたのか、生き残りたちは戦後如何に癒され、あるいは癒されなかったのか――。これらの基本的な、未解決の問いに答えが見出されないかぎり、われわれはプリーモ・レーヴィが、解放後四二年もたってから、なぜ自殺したのか、という深刻な問いに対してすら、決して満足に答えることはできないであろう。

一九五〇年代後半から六〇年代前半にかけての限られた一時期に、精神病理学は強制収容所から解放された被迫害者が呈する様々の精神症状についての、一連の客観的研究を行ってはいる。それは、加害当事国であったドイツのみならず、フランス、北欧、イスラエル、アメリカなど、各国の一部研究者によっても手がけられた。しかしながら、このような研究のきっかけとなったのは、一九五三年に当時の西ドイツ連邦議会において制定された、ナチ時代の被迫害者に対する補償措置「連邦補償法」（BEG）であった。この法律によって、強制収容所体験者で健康上の被害を被った者にも、はじめて一定額の一時金または年金が支給されることになった。補償を希望する者は、自らの健康上の問題が強制収容所での迫害体験に基づくものであること、すなわち、自らの体験と、その後の健康被害とのあいだに明らかな因果関係があることを、医学的な鑑定によって証明してもらうことを求められていた。様々の補償機関に名乗り出て補償金の申請を出した多数の人々は、こうして、機関の委託する専門病院などにおいて、医学的な鑑定をうける必要に迫られたのである。

それゆえ、一九五三年以降の西ドイツにあっては、精神科専門の医療機関、とくに大学病院精神科に、多数の被迫害者たちが鑑定を求めて押しかけることになった。ドイツ精神医学（とりわけドイツ大学精神医学）は、好むと好まざるとにかかわらず、犠牲者たちの呈する多種多様な精神症状に直面せざるをえなかったわけである。その結果、必然的にドイツ精神病理学は、「強制収容所における被迫害者の体験」と、戦後の「被迫害者が呈する症状」とのあいだに、どのような因果関係があるのか、という非常に重大な、ある意味では精神病理学にとって最も根源的な問題に一定の答えを出すことを、もはや先送りしたまま回避しつづけることはできなくなってしまったと言える。

ある「体験」が、ある「精神疾患」の明らかな原因《カウザ》となりうるのかどうか――、「体験」は、はたして精神疾患の病因《エティオロギー》たりうるのか。――この命題が、精神病理学にとっていかに重大であるのかについては、おそらく多言を要しないであろう。もしもこの命題が肯定されるのであれば、それは「原因不明」とされてきた精神疾患、とりわけ内因性精神病の病因論のなかに、「心因」という目に見えない（つまり客観化のできない）原因を招き入れるための、大きな道を開くことに通じるからである。

元来、厳密さを好むドイツ精神医学にとって、心因という〝あいまいな〟概念を病因の一大要素とすることには大きな抵抗があった。「精神疾患とは脳病である」という有名なグリージンガーのテーゼ(6)以来、ドイツ精神医学はほぼ一貫して、これぞ精神病の原因であろうと思われる脳の病理学的変化を追い求めてきたと言っても過言ではない。それは、心因のように主観的であいまいな、目に見えぬ変化ではない。誰の目にも明らかな、客観的な〝動かぬ証拠〟でなければならない。

ドイツ精神医学の底流を貫通する、このような信念にも似たドグマは、やがて進行麻痺（第四期梅毒）患者の脳からスピロヘータ・パリーダ（梅毒病原菌）が検出される（一九一三年）に至って、ほとんど確信に近いものとなった。精神医学、とりわけドイツ精神医学の歴史を貫く「脳病神話」は、この発見をもって完成されたと言ってもよいであろう。

一方、十九世紀末のヨーロッパにおけるヒステリー現象の流行は、フランスにおいて臨床催眠法を発展させることになったが、周知のように、この流れから精神分析学が誕生することになる。(7)フロイトによってはじめられた精神分析は、当初からドイツ精神医学が〝あいまいな概念〟と批判してきた心理学的病因すなわち心因をその基礎的病理学の中心にすえていた。初期のフロイトが提示した「幼児期の性的外傷体験」がそれである。この理論は、当時なお、性をタブーとする気風が強かったことや、フロイト自身がユダヤ人であったことなどから激しい非難にさらされることになったが、のちにドイツ大学精神医学を代表するオズヴァルト・ブムケ（ミュンヘン大学精神科教授）が「妄想」であると批判したように、ドイツ精神医学の側からはまっこうから否定される。ブムケ自身がのちにナチ党員となったように、元来の反ユダヤ主義者であったことは割り引いて考えるとしても、このようなヒステリックな非難の背景には、やはりドイツ精神医学の底流を貫く心因論一般に対する強い抵抗があったことも併せて考えておくべきであろう。精神分析はもとより、精神療法一般に対しても、少なくとも当時までのドイツにあっては、基本的に否定的な気風が支配していた。

ドイツにおいて、精神療法が受け容れられるようになるのは、皮肉なことにその敗戦をもってむかえた第一次大戦によって、大量の戦争ヒステリー（戦争神経症）患者が溢れ出した一九一八年以降のことである。しかし、こうした流れも、のちに述べるように、ナチズム期にいたって再び中断されてしまう。精神分析をはじめとする精神療法一般にたずさわっていた多くの精神科医がユダヤ人であったためである。[8]それゆえ、第二次大戦が終結したのちには、ドイツ精神医学界に、もはや心因論と精神療法を代表する研究者や治療家はほとんど存在しないに等しい状況が生まれていたと言ってよい。戦後のドイツ精神医学界における精神療法不在の風土は、じつにごく近年にいたるまで続いていた。[9]

その一方で、第二次大戦においては、その質においても規模においても、第一次大戦をはるかに上回る深刻な戦争のトラウマ（心的外傷）が発生した。本書が中心的に取り上げようとする強制収容所における体験こそ、その最も代表的かつ象徴的な出来事であろう。これを、従前の精神医学が経験してきたトラウマと同様に扱っても良いのか。――あるいは扱うことが可能であるのか。

アウシュヴィッツに代表される多くのナチ強制収容所での心的外傷体験とはいったい何であったのか、多数の（しかし膨大な死者に比べればごく少数の）生き残りがかかえることになった多様な精神的後遺障害は、戦後いかに研究され取り扱われてきたのか、彼らの体験はいかに癒され、あるいは癒されなかったのか、後遺障害に対する治療はいかになされ、あるいはなされなかったのか、そして再び、解放後四二年を経てプリーモ・レーヴィはなぜ自殺したのか――。戦後の精神医学は、これらの問いにどう答え、あるいは答えてこなかったのか。

しかしながら、このような問題群は、単にホロコーストの体験だけに限られるものでは決してないであろう。ナチ・ドイツと同じ枢軸側同盟国であった日本の戦後においても、戦争のトラウマが精神医学の領域において正面から取り上げられ分析されることは、これまでほとんどなかったと言ってよい[10]。前線兵士とその家族、引揚者・孤児・難民、原爆被害者、毒ガス工場労働者、空襲被災者らの被ったトラウマ、そして大多数の一般市民を襲った敗戦のショックとその後遺症――これら日本人自身の戦争体験は、いまだに分析されることなく、むしろ抑圧され、置き去りにされたままの状況にある。さらには、日本軍によって甚大な被害をうけた中国をはじめとするアジア戦闘地域の一般市民のそれについてとなると、ほとんど何も知られていないに等しいと言ってよい[11]。

おそらく、こうした問題が清算されるまで、精神医学にとっての「戦後」は終わらないであろう。それはアウシュヴィッツ以降の精神医学、とりわけ精神病理学に課せられたきわめて重い課題である。

「歴史の清算」というこの複雑かつ深刻な課題が、精神病理学の対象として真正面から取り上げられ、徹底して処理されたとき、精神病理学の戦後もはじめて終わる――。本書が念頭に置くのは、こうした問題意識にほかならない。

第一章では、アウシュヴィッツ以前の精神医学について、おもにトラウマ概念を軸とした精神医学的論議の軌跡を辿る。ついでアウシュヴィッツをはじめとするナチ強制収容所の歴史と、そこでの体験内容がどのようなものであったのかを、様々の資料をもとに考えてみたい。また、解放された強制収容所の生き残りが、一般に、戦後どのような状況に置かれたのか、彼らへの法的な補償がどのような経緯で成立し、それがどう行われようとしていたのかなどについて、簡単に概説する。その際、補償請求の前提となった精神医学的鑑定をめぐるおおまかな流れについても触れる。

第二章は、連邦補償法に基づく迫害犠牲者たちの精神医学的な鑑定論文の翻訳である。本書では、そのうちドイツの専門雑誌に発表された代表的な三つの論文だけを取り上げて、その全文を翻訳した。この論文選定の理由と翻訳の意義については、第二章の冒頭に記すとおりである。戦後の精神医学が、迫害犠牲者の後遺症を実際にどのように判断し鑑定していたのか――このことを知る意義は、精神医学史のみならず、現代史研究にとってもきわめて大きいであろう。

第三章では、そうした後遺症とは別に、ベトナム戦争後にアメリカ精神医学会が診断基準マニュアル（ＤＳＭ）の中に新しく導入した「外傷後ストレス障害」（ＰＴＳＤ）の概念を検討し、それを一つの参考に、強制収容所の生き残りにみられた後遺症の問題について考察してみる。そうすることによって、今日ではややもすると安易に用いられる傾向のＰＴＳＤ概念に対して、一定の批判をすることが可能になろうし、また、この概念のもつ欠陥も自ずと明らかになるだろう。

すでに戦後半世紀以上の年月が流れ、実際の犠牲者や加害者の生の声をきくことは、今日ほとんど不可能となってしまった。しかしながら、このことは強制収容所の後遺症を考察するうえで決して不利なばかりとは限らない。むしろ、そうした時の流れのあとで、あらためて見えてくる新しい問題もある。それが犠牲者の第二世代にみる心理的影響であり、同様に加害者側の第二世代（すなわち戦後生まれ世代）の精神病理である。それはまた、現在進行中の精神科臨床の場とも一概に無関係とは言えない。われわれが現在の日常臨床の中で遭遇する成人症例の多くは、戦後世代（第二世代）とその次世代（第三世代）のケースにほかならないからである。とりわけ、戦後のドイツと日本の場合には、犠牲者であるにせよ加害者であるにせよ、戦争後遺症の問題を無視したまま、その精神病理一般を論じること自体、そもそも不可能であると言ってもよいであろう。それは単なる過去の、歴史上の問題ではない。――そうした考察を通じて、トラウマの概念そのものを再検討し、改めて今後の精神病理学におけるトラウマ概念の位置づけや心因の問題を考えてみたいと思う。精神医学の対象が、あくまでも人間の「精神」である以上、精神や心を軽視した精神医学は、いずれ自らの存立基盤を失うことになりかねない。

最後に、本書のキーワードとした「記憶・責任・未来」という言葉について一言付け加えておきたい。一九九八年三月、アメリカで起きたドイツ企業に対する集団訴訟（クラス・アクション）と不買運動を機に、一九九九年二月、ドイツ企業一二社は連邦首相シュレーダーと協議し、それまで補償の対象から抜け落ちていたナチ時代の外国人強制労働者に対する補償のための基金を設立することを決めた。それが、ドイツ経済界による基金イニシアティヴ「記憶・責任・未来」(Erinnerung, Verantwortung und Zukunft) である。もちろん、そこにはドイツ企業をこの問題で二度と法的に訴えないことが不可欠の前提として盛り込まれていた。多くの紆余曲折を経て、二〇〇〇年七月にはドイツ議会で連邦政府が基金の創設を決定する。「記憶・責任・未来」基金は総額で百億ドイツマルク（DM）となり、企業と政府の折半で出資されることが決められた。このうちの大半は、ナチ強制労働従事者への補償に支出されるが、一部（約七億DM）は諸国民間の理解・交流および過去の歴史研究などに充当される（基金全体のうち「記憶・未来」基金の部分）。

もちろんドイツの戦後補償のすべてが、こうした基金の創設によって完了したわけではない。例えば、冒頭に述べたプリーモ・レーヴィは結局、戦後ドイツのいかなる補償の対象ともなることはなかった。――補償の対象者は記録され、その意味で記憶されるであろう。しかし、記録された彼らだけが犠牲者だったわけではない。この印象的な基金の名をキーワードに借用したのは、精神医学の戦後史もまた、多数の無名の迫害犠牲者を忘れることなく記憶にとどめ、かつ、その深刻な後遺症の再検討を通じて、未来へと役立つ研究を紡ぎ出すべきであるという、自戒を込めての判断からである点をお断りしておきたい。

ドイツ精神病理学の戦後史＊目　次

第三章　解説・解題　157

装幀　中山銀士

第一章　総説

一　精神医学におけるトラウマ概念の変遷

初期のトラウマ概念

人間の被迫害体験が、何らかの精神障害に結びつくのか――このテーマを考えるうえで、最初に取り上げておくべき概念の一つに「トラウマ」がある。

トラウマ（Trauma）とは、ギリシア語で「外傷」または「創傷」を意味する。一般には医学（外科）用語として用いられる。しかし精神医学の領域においては、周知のように、もっぱら「精神的外傷」（psychisches Trauma, Psychotrauma）を指す言葉であり、身体医学的な意味での、目に見える傷を指すことはない。それは身体の負う外傷を、あたかも精神の領域に、比喩的にあてはめて使用されはじめたかのようにみえる。

ところが、この「トラウマ」という用語が、はじめて精神医学領域で用いられた歴史を調べてみると、それがあながち、純然たる身体のトラウマと無関係ではなかったことがわかる。それは、産業革命期のヨーロッパにおける鉄道事故の頻発に伴って出現する。

世界最初の鉄道は、一八三〇年、リバプール－マンチェスター間に敷設されているが、当初はもっぱら貨物輸送の目的で利用され、人間を運ぶためのものではなかったという。しかし鉄道の主目的は、まもなく人間の移動手段へと変化し、それに伴って鉄道事故の犠牲者が現れることになる。鉄道は、当時の世界にあっては、いわゆる大量高速輸送の最先端手段であった。それゆえ、鉄道事故は一時に大量の死傷者を出す、前代未聞と言っても過言ではない重大な社会問題でもあった。また、当時の生命保険会社にとっては、鉄道事故の発生とその補償問題は経営上の一大関心事となる。

この点に関して言えば、問題はとりわけ、事故に遭遇した生き残りの呈する、いわば後遺障害のほうにあった。というのも、それは不眠・悪夢・不安発作などの精神症状や運動・知覚障害などの神経症状で、それゆえ半ば主観的な、客観的検査によっては証明のしにくいものだったからである。どこまでが事故による直接的な結果であるのか、また、どこまでが個人の性格や資質によるのか、いわば責任の所在があいまいな症状であると言えた。

少なくともドイツでは、一八八四年に至って最初の事故補償法（Unfallsgesetz）がつくられるが、その適応は厳密なものではなかった。一八八九年、ドイツの神経学者で内科医のオッペンハイムは、それまで孤発的に報告されていた鉄道事故の外傷患者が呈する精神神経症状をまとめ、これに「外傷性神経症」の名を与えた（Oppenheim, 1889）[12]。オッペンハイム自身は、そうした症状の原因を事故にもとづく神経系（とくに脳）の微少損傷にあるとしている。また、同じくドイツの神経学者シュトゥリュンペルは、補償法を申請する外傷患者が急増したことをうけて、これを「賠償を得たいとする願望」(Begehrungsvorstellung)に基づく神経症の一種、すなわち「災害神経症」(Unfallsneurose)と呼んだ(Strümpell, 1895)[13]。シュトゥリュンペルにとっては、後遺症の原因となった外傷体験(Trauma)よりも、法律的賠償請求の訴因となった「災害」(Unfall)のほうが大きな意味をもっていたのである。

一方、フランスでは神経学者シャルコーが、交通事故にあった外傷患者の精神的ショックが催眠下で甦ることから、これをヒステリーの一種と主張し、「外傷性ヒステリー」の名称を提唱していた(Charcot, 1885–88)[14]。この時期は、のちに精神分析を創始することになるフロイトが、ちょうどシャルコーのもとに留学していた年代と重なる。

このようにドイツでは、はじめ外傷性神経症を器質的障害の結果とする見解が生まれたのに対して、フランスではそれをヒステリーすなわち心因性の障害とみなし、以後この見方が精神分析の発達とともに優勢となってゆく。二十世紀に入ると、ドイツ精神医学においても外傷性神経症は「心因性疾患」とする考え方が次第に定着する。たとえばクレペリンの有名な教科書における疾病分類でも、外傷性神経症は他の様々の神経症とならんで「心因性疾患」(Die psychogenen Erkrankungen)の章に置かれている(教科書第八版、一九一五年)[15]。

クレペリンによれば、この心因性疾患の項には七種の病名が含まれ、そのうちの一つが「災害神経症」(Die Unfallsneurosen)である。これは、驚愕体験に直接引き続いて(一週間以内)起こる「驚愕神経症」(Schreckneurose)と、体験から一週間以上の期間を置いて起こる「外傷神経症」

(Traumatische Neurose)の二つからなる。前者はおもに、興奮、昏迷、記憶障害などを呈し、後者は抑うつ、感覚運動性障害、仕事能力の低下などを主症状とする。ただしクレペリンもまた、後者の外傷神経症には補償欲求が背景にあることを認め、その治療も庇護的方法(Schonung)ではなく作業的方法(Übung)に重点を置くべきとした。また、ヒステリーは心因というより人格に病原があるとして、心因性疾患とは別の章を設けて取り上げている。

ヒステリー研究の歴史

ヒステリーという言葉は、ギリシア語の子宮を意味する「ヒュステロン」に由来する。そのため、古代ギリシア医学の中で、すでに「ヒステリー」という言葉が使われていたかのような錯覚や誤解が生じた。たしかにヒポクラテス全集[16]には、子宮の移動がさまざまの疾患を引き起こし、ときに窒息発作や運動麻痺など、のちにヒステリー特有の症状とされる病状を表すことが記されている[17]。しかし、ヒポクラテスはそれをヒステリーという言葉で呼ぶことはなかった。では、ヒステリーという言葉が最初に用いられたのは、いつ誰によってであったのか。――この問いに答えることは非常に難しいが、おそらくヒポクラテス全集をはじめてフランス語に訳した十九世紀中期のリトレによってではないかと思われる[18]。もしそうであるなら、「ヒステリー」という呼び方は十九世紀後半に至って、すなわちシャルコーの時代において、はじめて一般的となったのであろう。ヒステリーの精神神経症状は、たしかにヒポクラテス全集や傷寒雑病論などによって古代医学以来知られてはきたが、それに対しては「婦人病」「メランコリー」「ヒポコンドリー」など種々の名称が当てられ、「ヒステリー」という統一的な呼称はなかったようである。

十九世紀初頭のメスメリズムにおいては、すでに暗示による治療に一定の論理的根拠が与えられていた。メスメルは、人間には宇宙の磁場と交感する「動物磁気」が備わっており、神経系の病気はこの動物磁気の異常に基づくとした。それゆえ治療の原理は、磁石や磁気桶などの装置を用い、病人をトランス状態において動物磁気をコントロールすることにあった。しかし、実際の治療効果はメスメルのいう磁気ではなく、催眠状態における暗示によるものであったことはよく知られている。

シャルコーが「ヒステリー」と名指しされた一連の女性患者に対して用いたのも、この催眠療法であった。しかしながら、今日ではよく知られているように、シャルコーの催眠は、治療というよりもヒステリー発作を誘発するための道具として利用された側面が大きい[19]。同様に、事故や災害などの外傷後にヒステリー症状を呈した患者では、催眠によって失われていた外傷の記憶が蘇ることも確かめられ、それがヒステリー以外の神経病との鑑別診断に利用されたのである。

初期精神分析学におけるトラウマ概念

ジグムント・フロイト（一八五六―一九三九年）がヴィーンで開業したのは、パリのシャルコーのもとでの留学から帰国した、一八八六年のことであった。はじめフロイトも、シャルコー同様に催眠術を用いた治療を行っていたが、同じヴィーンで開業する先輩医師のブロイアーが、「物語り療法」（カタルシス）と呼んでいた精神療法によってヒステリー患者を治療していることを知り、催眠を棄てて、ブロイアーの方法を取りいれる。患者に自らの過去を自由に語らせることによって、忘れられていた過去の出来事を想起させるこの方法を、フロイトは「自由連想法」と呼び、精神分析が誕生する。その最初の治療成果をフロイトは、一八九五年にブロイアーと共同で著した『ヒステリー研究』[20]によって公表した。

精神分析の誕生期にあたるこの当時において、フロイトは過去の性的な外傷体験がヒステリー症状の原因であるという基本的図式を描いた。性的外傷体験とは、前思春期における性的虐待、とくに受動的状態での性的驚愕体験（Sexualshreck）が外傷（Trauma）となることをいう[21]。この外傷記憶はいったん意識の中から抑圧され忘却されるが、思春期以後の何らかの性的体験がこの記憶を刺激すると神経症が発生する。こうした過去の出来事に由来する神経症を、フロイトは「精神神経症」と呼び、その中にヒステリー、強迫神経症、転移神経症などを含めた。それに対して、現在の性生活上の障害に起因するものが「現実神経症」である。ただし、いずれにしてもフロイトの病因論は性にある点で単一的であった。

ところが一八九七年になると、フロイトは前思春期に起きたとされる性的外傷体験が、患者の幻想による再構成の産物であり、事実ではないという見解を表明する（いわゆる誘惑理論の放棄[22]）。ただ、患者の記憶は事実として認め（「心的現実」）、それが現実の出来事ではなくても、そこに一定の病因論的価値はあるとした。

フロイト理論はこのように変化し、その後も変化・修正をし続けたが、フロイトにとってトラウマとは、はじめから性的な意味に限定されていた点は指摘しておくべきであろう。

第一次大戦と戦争神経症

一九一四年にはじまる第一次大戦は、それまでの戦争にはなかった膨大な数の死傷者を生み出した。「総力戦」という言葉がはじめて使われたことからもわかるように、前線兵士のみならず、一般市民にも食糧不足などの深刻な影響が及んだ。また、当初は簡単に終結すると思われていた戦闘は、長期の塹壕戦となって前線兵士に心身の消耗を強要した。重砲や戦車、潜水艦、飛行機などの新しい兵器が次々に登場したことで、「砲弾ショック[23]」などの新用語が生まれ、また世界初の毒ガスの使用は新たな恐怖と心理的ショックをもたらした。四年余りに及んだ戦闘が終わったのちには、「戦争神経症」（「戦争ヒステリー」）という新しい名の後遺症が残され、その治療が精神医学の世界で大きな問題となったのである。

戦争神経症とは、戦争行為に伴う様々の不安・恐怖・驚愕などの体験が、一種の外傷となって起こる精神症状群を指すが、それはときに兵役の回避、戦争からの逃避としてのヒステリー症状（種々の運動感覚障害）のかたちをとったりした（戦争ヒステリー）。

こうした神経症に対しては、前世紀のヒステリー同様に暗示や催眠などの治療が試みられたが、その数が非常に多かったため、精神科医のみによってはとうてい対応しきれず、一般医にも精神療法の必要性を改めて認識させることになり、またそれまで軽視され不寛容にさらされてきた精神分析に対しても一定のニーズを生み出すことになった。とりわけ、フロイトをはじめとする分析医のほとんどがユダヤ人であったことからくる不寛容には、ドイツ国内においてもある程度の歯止めがかかったと言ってよいであろう。すでに第一次大戦前の一九一〇年に設立されていた少人数のドイツ精神分析学会（DPG）は、一九二〇年に至って拡張され、フロイトの弟子で資産家のアイティンゴンがベルリンの精神分析研究所（BPI）[24]に外来と教育施設を寄付し、BPIはドイツにおける精神分析の一大拠点に成長した。

第一次大戦後のフロイト

では、フロイト自身にとって第一次大戦はどんな意味をもっていたのだろうか。たしかにフロイトは第一次大戦の開戦ニュースを聞いて熱狂したといわれるが[25]、現実生活においては必ずしも喜んでばかりはいられなかったであろう。フロイトが市民権を得て同化につとめたヴィーンは、ドイツの同盟国オーストリア・ハンガリー二重帝国の首都であり、オーストリアにおける戦傷者も莫大な数にのぼっていた。フロイトが苦心して治療した患者の中からも死傷者が出たり、精神分析シンパの医師が戦争で帰らぬ人となったりしていた。また、フロイトの患者にも、戦争神経症者はいたはずである。

第一次大戦後の一九二〇年に至って、フロイトはそれまでの精神分析理論に大きな修正を加えることになる。それは性本能（リビドー）一辺倒であった自らの無意識理論を根本的に見直し、性本能に対する、もうひとつの本能すなわち「死の本能」（モルティドー）を無意識の衝動領域に付け加えたことである（『快楽原則の彼岸』[26]）。この根本的転回は、フロイトの治療していた症例の中に、繰り返し同じテーマの悪夢にうなされる患者がいたことに端を発していた。

もともとフロイトによれば、夢とは願望（それも性的な）の充足にほかならない（『夢判断』[27]）。だからこそ、夢の中に現れる事物や人物などは、ことごとく性的な何かを表わす象徴として解釈されるのである。ところが、そうした解釈が通用しない事故や災害などの悪夢に苦しみ、恐怖を感じて目を覚ます患者をどう分析するのか――フロイトにとって新しい謎が提示された。その答えが、さきの「死の本能」である。人は性的な満足を追い求める（快楽原則）一方で、もうひとつの本能である「死」（タナトス）の欲動に駆られることもある。――様々な批判をうけながらも、フロイトは結局この理論を死ぬまで手放すことはなかった。一九二六年にはフロイト自身に上顎癌の宣告がなされる[28]。

いわゆるテュービンゲン学派

ドイツの西南部にあるテュービンゲン大学に付属精神病院が設けられて精神科が開かれたのは、前世紀末の一八九四年のことであった[29]。初代教授はベルリン・シャリテの教授だったヴェストファールの高弟ジーマーリングであった。一九〇六年、クレペリンの弟子ローベルト・ガウプが三代目の教授に着任する。このガウプのもとで助手になったエルンスト・クレッチュマー（一八八八―一九六四年）は、第一次大戦直後の一九一八年に「敏感関係妄想」という新しい疾病概念を記述する。妄想という症状は、それまで主として内因性（つまり原因不明の）過程による産物と考えられ、早発痴呆（分裂病、とくに妄想型）や躁うつ病などの内因性精神病の代表的な症状とされていた。これには妄想だけを主たる症状とするパラフレニーも含まれており、若干の例外を除いて、妄想が何らかの精神的外因（外傷体験など）によって起こるとする説に対して精神医学界は否定的な態度をとっていた。

ところが、クレッチュマーは、この精神的外因（＝体験）が「本質的因果的に作用して」妄想性疾患が発病することを主張したのである。それらをクレッチュマーは「精神反応性の妄想」と呼ぶ[30]。そうした妄想の患者には精神療法が有効であり、クレペリンが予後不良とした内因性の妄想性疾患の中にも治療可能なものが混在している――それがクレッチュマーの主張である。

ただし、クレッチュマーは外部から働きかける精神的外傷だけによって妄想が成立するとは考えず、特定の人格（性格）の持ち主が特定の体験（鍵体験）または持続的な環境にあるときに、妄想が現れるとした。例えば、繊細で周囲に敏感な「敏感性格」の人間が、性的で恥ずべき体験（「鍵体験」）をすると、周囲の人間が自分の噂や悪口を言っているなどの「敏感関係妄想」が生まれる。こうした妄想は、単に特定の人格そのものだけによっては形成されない。そこには必ず特定の体験あるいは環境が必要である。妄想は、いわばそうした体験（環境）に基づく一つの反応として現れるのである。

このようなクレッチュマーの理論に対しては、様々の批判が集まった。クレッチュマーの師匠に当たるガウプは、病前の性格に重きを置いたため、体験という要因は軽視していた。ヤスパースは「偶然の体験による作用は、病像の形成には影響する」としたものの、体験と症状とのあいだにある関連性が「たとえ了解可能であるとしても、それが原因であるとは必ずしも言えない」との立場を表明した。[31] 同じく、クルト・シュナイダーも「体験とは、すでにはじまっている症状の産物」である可能性を指摘した。[32]

しかし、いずれにしてもクレッチュマーが提唱した敏感関係妄想の概念は、外から作用する精神的外傷や外傷体験を重視した点で、それまでの一般的な精神医学的見解から、ひときわ際立っていたといえる。テューービンゲンには、ガウプのもとにクレッチュマーやマウツ、ヘフナーなど、心因論的な精神医学を主張する学者が集まっていたので、彼らをテューービンゲン学派と呼んでいる。しかし、テュービンゲン学派は、内因や器質因（身体因）に傾いてきたドイツ精神医学全体の中では、明らかな〝異端派〟であったと言えるだろう。

反応《レアクツィオーン》という概念

このように、外傷体験が、それ単独で精神症状を起こしたり精神病の原因になるという見方は、テュービンゲン学派によっても完全に肯定されなかったわけであるが、人間として生きている以上、いずれにしても体験というものが、人間の心に何らかの影響を与えることに間違いはないであろう。すでにカール・ヤスパース（一八八三―一九六九年）は、体験（Erlebnis）によって人間の心に起こる現象を反応（Reaktion）という言葉で定義していた（『精神病理学総論』[33]）。そうした反応は、ヤスパースによれば「体験反応」（Erlebnisreaktion）と呼ばれ、次の四つの条件によって定義される。

1 原因となる体験がなければ、起こらないはずの状態（体験とは、精神病の発病にみられるような単なる誘発的契機ではない）。
2 その内容やテーマは、原因となった体験とのあいだに了解的関連性をもつ。
3 反応はただちに起こるか、長い間たったあとで爆発的に生じるか、のどちらか（時間的連関性）。

4　原因となった体験が取り除かれると、反応も終息する（必ずもとの状態に戻る）。つまり、原因となる体験は、その結果である反応とのあいだに非常に密接な関係性をもっているとされる。

さらに、ヤスパースの精神病理学を受け継いだクルト・シュナイダーは、体験時の種々の条件に目をむけ、反応の内容もそのときの条件によって規定されるとした。[34]シュナイダーのいう条件とは、体験者の精神的身体的条件（すなわち人格や体質など。ただしフロイト的な無意識は含まない）、および体験時の外的状況を指す。前者は「基本条件」（Untergrund）、後者は「背景」（Hintergrund）と呼ばれる。この二つの条件に規定されて種々の反応が生じる。しかし、シュナイダーは、こうした反応以外には、心因というもの（Psychogenität）一般を一切認めない。「心因性」という言葉の代わりに「反応性」が、「神経症」に代わって「体験反応」が使われ、しかも体験反応は精神病の対立概念なのである。[35]すなわち、シュナイダーにとって、反応性（心因性）に精神病が起こることは絶対にない（あるいは反応性に起こった精神障害は精神病とは認めない）。

一方、シュナイダーはヤスパースの体験反応の概念をさらに拡大し、反応の経過（長さ）、症状（の程度）、反応に伴う言動の三点が正常の域を超えているものに、「異常体験反応」（Abnorme Erlebnisreaktion）という言葉を当てた。[36]ただし、この異常体験反応と一般の体験反応とのあいだには種々の移行段階があり、両者がまったく異質なものかどうかは不明、としている。また、この異常体験反応とて、それ自体は精神病ではない。

シュナイダーにとって、クレッチュマーの述べたような、体験に基づいて妄想が発現することはありえない。それは、シュナイダー流に言えば「反応性妄想」ということになる。――しかし、シュナイダーはこの「反応性妄想」も精神病にみられる「真の妄想」とは根本的に違い、両者は厳密に鑑別診断されるべきもの、と主張している。

神経症（体験反応）と精神病は、ヤスパース・シュナイダー流のドイツ精神病理学にとって、あくまでもまったく別物として取り扱われ、この流れは今日に至るまで基本的に変化していない。(37)

二　「強制収容所症候群」

ナチ強制収容所とは何であったのか

一九三三年一月のヒトラー政権登場とともに、反対野党としての共産党、社会民主党への弾圧が本格化したが、最初の強制収容所も拘束された共産党員らを収容し「思想改造」するための拘禁施設として設置された。ミュンヘン郊外に設けられたダッハウ強制収容所がそれである（一九三三年三月）。ダッハウは、その後の強制収容所のモデルともなり、また強制収容所を管理・運営する特別の部隊（どくろ部隊、Totenkopfverbände）が親衛隊（SS）内部に設立された。強制収容所は、その後ドイツ各地に次々と設置されていくが、その指揮・監督に当たるどくろ部隊の訓練・育成の場となったのもダッハウであった。アウトバーンに代表される公共工事やベルリン・オリムピック開催準備などに大量の石材や安価な労働力が必要になると、親衛隊は「ドイツ地下資源採鉱有限会社」（DEST）を設立して強制収容所の囚人を動員し、砕石場や煉瓦工場などで強制労働に就かせる。

このように、当初は「政治犯・思想犯の拘禁・再教育」を目的に設立された強制収容所は、次第に「強制労働収容所」へと性格を変えていった。また、一九三八年十一月にドイツ国内のユダヤ人に対する最初の組織的テロ（「帝国水晶の夜」）が敢行された直後、大量のユダヤ人が拘束されて強制収容所へと送られた。彼らの多くもまた、強制労働へと駆り立てられた。

一九三九年九月のポーランド侵攻によって同年十月にポーランドの占領が完了すると、親衛隊保安部（SD）にはゲシュタポおよび保安警察（ジッポ）が統合され、「帝国保安本部」（RSHA）が設立されて、長官にはラインハルト・ハイドリヒが就任した。ポーランド占領地域に居住していた約二百五十万人のユダヤ人たちは、「総督府」（Generalgouvernment）と呼ばれて第三帝国直轄領とされた行政地域に集められ、ワルシャワ、ウッジ（ロッズ）、クラクフ、ルブリンなどの大都市部に設けられたゲットーへと囲い込まれる。また、ポーランドの知識人、政治的指導者、教会関係者などを大量に拘禁して収容するための新しい強制収容所が、総督府南部に建設されることになる。これがアウシュヴィッツ強制収容所である。一九四〇年六月、アウシュヴィッツへ移送されてきた最初の囚人は、そうしたポーランド人のグループであった。[38]

一九四一年六月の独ソ戦は、ヒトラーがこれを「世界観の戦争」（Weltanschungskrieg）と呼んでいたように、[39]はじめからボルシェヴィズムの殲滅を企図したもので、前線の背後には「移動射殺部隊」（Einsatzgruppen）が投入されて、共産党員とユダヤ人を大量に射殺していった。ソ連領内にはポーランドを上回る数のユダヤ人が居住していたので、そこでは強制収容所などの建設をまつことなく、ただちに抹殺が行われたのである。こうしたヒトラーの意向を先取りしたハイドリヒは、「総統の下名」というかたちで「ヨーロッパにおけるユダヤ人問題の最終解決」に着手し、その最初の目標に、ゲットー化の進んでいたポーランドを選定する。(40) すなわち、ゲットーに集められていたユダヤ人を大量抹殺するための方法・手段が検討に移されたのである。

この目的を遂行するために、もっとも身近に存在していたのが、ドイツ国内の精神病院施設で、すでに一九四〇年初頭から実行されていた精神障害者など（いわゆる「生きるに値しない生命」(41)）の大量「安楽死」作戦（いわゆるT４作戦）におけるガス室殺人であった。「安楽死」の詳細に関しては、すでに別の成書(42)があるので、ここでは立ち入らない。しかし、このガス室を利用した殺害方法は、ポーランドにおけるユダヤ人大量虐殺にほとんどそのままのかたちで導入され、一九四一年末には、ウッジ（ロッズ）郊外のヘルムノ（クルムホーフ）に最初の「絶滅収容所」(Vernichtungslager）が開設された。ただし、ここではガス室の代わりにガス・トラックが導入され、犠牲者はトラックの荷台に押し込まれて、そこに連結されていた排気ガスによって殺害された。(43)

一九四二年一月二十日、ベルリンのヴァンゼー湖畔でハイドリヒの主宰する「ヴァンゼー会議」が開かれ、ポーランドのみならず、ヨーロッパ全土のユダヤ人を抹殺することが決定され、ポーランドでヘルムノに続いて開設される予定のベルツェック、トレブリンカ、ゾビボールの各絶滅収容所、それに既設のアウシュヴィッツとマイダネック(44)がその目的に使用されることになった。これらの収容所には、いずれもガス室と焼却炉が付設される。

以上のように、歴史的にみれば、強制収容所とガス室殺人は別々の起源をもっている。前者は一九三三年以降、政治・思想犯の再教育目的から設置され、後者は一九四〇年以降、精神障害者の「安楽死」作戦のために導入されたものである。その両者が合体するのは、一九四二年以降の、ポーランドにおいてのことであった(45)。

ガス室殺人の犠牲者は、はじめポーランド各地のゲットーから鉄道によって各絶滅収容所へと移送された。総督府の鉄道はドイツ帝国鉄道の支社「東部鉄道」の管理下にあり、そこに、ユダヤ人移送用の〝特別列車〟を帝国保安本部のアイヒマンの命令に従って運行するための「特別列車課」が設置されていた。列車のほとんどは家畜運搬用の貨車で、一両に八十人程度が押し込められ、一列車は三十から五十両を牽引した(46)。収容所到着時に、すでに死亡していた老人や病弱者も少なくなかった(47)。

絶滅収容所においては、移送されたユダヤ人のほとんど全員が、到着とともに一切の手荷物を奪われ、脱衣させられてガス室へと追い立てられ、そのまま抹殺された。屍体からは金歯がはずされた。ただし、アウシュヴィッツでは、労働可能と思われた一部の移送者は強制労働に振り分けられ、ただちに殺害されることを免れた(したがって正確に言えば、アウシュヴィッツは全体として「半絶滅収容所」である)。

ナチ強制収容所は、はじめ「政治・思想犯」の拘禁・再教育施設として出発し、その後、強制労働のための強制労働収容所へ変化し、さらにユダヤ人大量殺害の場所へその性格を大きく変えていったのである。

強制収容所における体験と反応

このようなナチ強制収容所の歴史を一瞥してみれば分かるように、一口に「強制収容所体験」といっても、その場所や時期などによって様々の相違が現れるであろうことは容易に推察できる。すでに第二次大戦終結の翌年（一九四六年）以後、強制収容所における個人的体験記や手記が各国で次々と公刊され、その中にはアウシュヴィッツ以外の労働収容所などから解放された生き残りの体験記もあった。また、一九四七年に発刊されたニュルンベルク裁判の公式記録[48]によって、ホロコーストの計画や実態に関する資料が公にされ、一九五〇年代前半には、いくつかのホロコースト研究書[49]がまとめられるに至った。

そうしたなかで、もっとも注目を引いたのは、やはり最大規模の収容所アウシュヴィッツであり、とりわけ一九四二年以降に、そこで起こった出来事がホロコーストの最も代表的な体験とみなされるようになった。強制収容所体験は、上述のように様々であり、それによって個々の体験内容も異なってくるのは当然であるが、ここでも最大多数の犠牲者を受け入れたアウシュヴィッツにおけるそれに焦点を当てて論じてみたい。また、犠牲者は、人種的・宗教的・政治的理由によって強制収容されていたわけであるが、その大半は人種的理由からの被迫害者すなわちユダヤ人であった[50]。

これまでの体験記や手記の多くは、アウシュヴィッツに移送された人々が最初に体験したことが、身の回りの手荷物一切の剥奪、家族との強引な離別（選別）、電流を通じた鉄条網など収容所の異様な光景、頭を丸刈りにされ腕に入れ墨（囚人番号）されたこと、脱衣・消毒シャワーに続いてお仕着せの囚人服と粗末な靴を与えられたこと、などの出来事からなっていた点で一致している。こうした処遇体験が最初の一日に次々と起こり、驚くべき目まぐるしさでユダヤ人たちを襲った。フランクルはこのような最初の体験を「収容ショック」と名づけ[51]、ウィンドは「強度の急性恐怖症的反応」と呼んでいる[52]。また、コーエンは収容初期に目撃した親衛隊員の残虐行為やガス室からのぼる煙などの陰惨な光景を、それらが自分とはまったく無関係であって、あたかも「穴からのぞき見でもしているかのように」感じたことから、「急性離人症」（acute depersonalization）の状態にあったとしている[53]。コーエンによれば、観察者と体験者が分裂するこうした状態は、自我を外界から防衛的に遮断する一種の「自我防衛機制」であり、「恐慌の発生を回避するための心理的外傷の抑圧」である[54]。フランクルもまた、収容ショックののちには感情の失せた「無気力の段階」に移行したことを述べている[55]。いずれも、強い精神的動揺を避けるために、喜怒哀楽の感情全体にわたる麻痺が起こっていたことを支持する見解と言える。

フランクルやコーエンは、こうした初期の体験反応を経たのち、被収容者の多くは次第に「適応の段階」へと進んだとする。とくにコーエンは、初期の恐怖反応や離人反応に基づく「情緒の麻痺」が継続するのは比較的短い期間であり、その後は無関心から徐々に目覚めるにつれ、家族

を失った悲哀による抑うつ状態を経て、次第に適応の過程が見られるようになる、としている。(56)

この適応の段階は、コーエンによれば「退行」によって特徴づけられる。すなわち、日常的な飢餓に対する生存本能は、人間をまるで動物のような哀れな存在へと貶め、SS隊員に対する恐怖は支配者に対する極度の自己卑下と依存を生み、それらは被収容者に「発達の段階における高位から低位への逆行」をもたらした。(57) また、そうした「幼児的依存の徴候は、解放後に至っても多数の人々に顕著に認められた」。(58)


ところで、こうした精神医学的分析とは別に、体験者の多くは、強制収容所において「目的のない労働・苦役」が課せられたことを印象的に語っている。例えば、一九四一年にアウシュヴィッツへ移送されたポーランド人タデウス・シマンスキ(59)は次のように述べている。

「たとえば、山のように積まれた砂利を、ちがう場所に移動する、そしてまた元に戻すといった仕事です。しかも、かけ足でなくてはなりません。SS隊員が棒を持って立っていて、その棒でなぐられながらの仕事です。こういう目的のない労働は、苦痛以外のなにものでもありません。SSは収容者たちの精神を痛めつけるために、こんなことをさせていたのです。」(60)

もちろん、強制収容所の最終的な目的は、ガス室にせよ強制労働にせよ、被収容者（ユダヤ人ら）の肉体的な抹殺にあったことは確かであろう。しかし収容所を管理する親衛隊員に求められていたことは、単なる肉体的な虐待だけではなかった。むしろ、彼らの「精神を破壊すること」こそ、その第一の任務とされていた。それゆえ、単なる身体的苦痛よりも、むしろ多くの被収容者を苦しめたのは、非人間的な存在、生きるに値しない存在として取り扱われたことによる精神的苦痛のほうであった、というのが正確なところであろう。例えば、先の収容ショックを構成する出来事の一つ、姓名の剥奪と前腕部への囚人番号の入れ墨も、「家畜に焼き印を押すのと似て、たいへん屈辱的な思い」[61]をさせていた。また、多くの処刑（銃殺刑、絞首刑など）や残虐行為が、多数の被収容者の眼前で公開されて行われていたことも、それを目撃させることで全員の人間性を否定させる材料とされた。シマンスキは、こう述べている。

「私も収容所のなかでおこるさまざまなむごたらしい出来事を、できるだけ見すぎないよう、聞きすぎないように努めていました。なにかがおこって、他の収容者たちがそれを見に行くとき、私は背を向けて、逆方向に行きました。そうすることで、すこしでも心の平静を保とうとしたのです。[62]」

同様のことは、例えばアウシュヴィッツで行われた囚人どおしによるボクシング試合などについても言えるだろう。これはSS隊員の娯楽のために実演されたが、文字どおりのデスマッチであった。敗者は殺され、勝者はその試合を生き延びても、次に敗者となれば同様に殺害された[63]。また、すでに述べた日常的な飢餓も、動物的レベル以下にまで人間性を否定することにつながっていったと言える。

人間としての自己を否定されることは、自己存在の基盤ともいえる自尊心の破壊をもたらす。われわれは通常、自分の価値や自分自身の存在意義を、どこかで肯定しながら生きている。それが他者によって強烈に否定され、あるいは否定され続けたとき、人間は生きる意欲を失ってしまうであろう。その先にあるのは、生存そのものの最終的否定、つまり死以外では有り得ない。逆に言えば、フランクルが強制収容所における自らの体験を土台として開発した「ロゴテラピー」（実存分析）は、自己の価値を発見することで人間の生きる意欲を引き出そうとする手法であり、そこにこそ治療的契機が潜んでいるとみることができる。[64]また、プリーモ・レーヴィも収容されていた同僚の一人が、「毎日規則的に洗面をしていた」ことを記し、その小さな日常行為が魂の死を防ぎ、「人間らしい文化的な生活を保つため」に役立っていたと述べている。[65]

たしかにアウシュヴィッツにおける日常が、重労働、飢餓、拷問、人体実験、選別などの恐怖に満ちていたことは今ここで再度強調するまでもない。しかしながら、強制収容所における体験を、ただ単に肉体的消滅の恐怖だけに限定してしまうのは、あまりにも皮相的である。そこでの外傷体験の中核にあったものは、被収容者個人の存在価値を根底的に否定する、持続的で精神的な虐待であった。だからこそ、肉体的な束縛が解放された戦後に至ってもなお、精神の負った破壊的傷痕は深部の記憶として生き続け、一連の深刻な後遺症を残すことになったのである。

いずれにしても、解放までの、そうした日常を生き延びたのち、さらにソ連軍の接近によって一九四五年一月十八日に収容所が放棄されると、生存者の大多数はドイツ国内に向けての「死の行進」へと駆り立てられていった。苛酷な雪中行軍と、寒気・過労・飢え・脱落者に対する射殺などにより、多くの死亡者が出た。アウシュヴィッツを生き延びることができた者は、冒頭に述べたプリーモ・レーヴィのように収容所の病棟に取り残された者以外、ほとんどがこの死の行進を生き延びた者（体験者）でもある。

強制収容所症候群

このような強制収容所体験が、そこから生還した生き残りの多くに精神的影響を残さなかったはずはない。それが戦後に至って、具体的にどのような結果をもたらしたのか、その精神医学的な分析がどうなされたのか、については次章に示す論文の内容を参照しつつ、改めて述べることにしたい。ここでは、上述のような強制収容所体験が解放後の生き残りにもたらした精神的問題（後遺症）を、とりあえずその精神医学的症状の如何にかかわることなく、仮に「強制収容所症候群」[66]と一括して呼び、その全体的な考察をするにとどめる。

一九四五年五月八日、ナチ・ドイツは連合軍に無条件降伏し、ヨーロッパにおける戦争状態には一応の終止符が打たれた。ドイツの主要な都市は、空襲などによってことごとく瓦礫の町と化し、人々はそこで再び日常の生活を建て直すことに着手しはじめた。旧第三帝国の東側一帯はソ連軍に、西側は米英仏の連合軍によって占領された。それゆえドイツ降伏は、そのまま同時に東西の境界線がヨーロッパの中央部で引かれたことを意味し、東から西への大量の難民を生んだ。さらに復員兵士、一般市民、移住者・亡命者などが、かつての故郷や新しい定住先を求めて境界線上を往来し、あるいはさまよっていた。破壊された環境や劣悪な食事などによって、結核をはじめとする伝染病が猛威を振るっていた。

そうした混乱の中には、強制収容所から解放されたユダヤ人たちも含まれていた。その数は約二十万人にのぼった[67]。しかしながら、彼らに故郷の家はもはや残されておらず、家族は死亡または離散し、その消息すら不明のまま、まったくの孤立状態にあった。難民収容所への入所には限度があり、西側連合国もユダヤ人難民をけっして歓迎したわけではなかった[68]。また、ポーランドなどの東側に戻った者の中には、再度のポグロムをうけて再差別されたものもあった[69]。生き残りを取り囲む社会的な環境には、そうした種々のハンディと規制が存在していたのである。

一方、解放された収容所の生き残り自身も、解放によって、ただちに精神的な自由を得て癒されたわけではなかった。強制収容所で麻痺した喜びの感情が蘇るためには、長い時間が必要となった。アウシュヴィッツからかろうじて生還したニューマン（当時二六歳の女性）[70]は、解放後数ヶ月してようやく辿り着いた国連救済復興機関の収容所で、はじめて人間的な食事にありつく。しかし、「小奇麗に飾りつけられたテーブルで、昔のようにおいしい食事」をとろうとすると「一口も食べないうちに、肉親のことを思い出してしまうのです。彼らは飢えていました。飢えて力尽き、ガス室へ送られました。それを思うと、喉がつまり、食事ができなくなるのでした。……最後に残った一切れのパンを私にくれたときの母の姿が、ありありと心に浮かびました。……ああ、この食卓に母の姿があったらどんなに私は嬉しいでしょう。……私の心は沈むばかりでした。

……夜に眠りにつく前、……祈りました。『主よ、どうぞ私たちの魂もお召しください』[71]」と記している。

このように解放直後から、しばらくの時間がたち、ようやく落ち着いて食事をとることのできる人間的生活が再び訪れたときになってはじめて、生き残りの心には、逆に苦痛な喪失体験が蘇ってきた。

これは、明らかにドイツ精神病理学が問題にしてきた体験反応の定義（ヤスパース）などにはそぐわない状態であろう。とりわけ、この場合の反応は、体験が取り除かれた解放後になってもそれが終息したわけではなく、逆に原因のなくなったあとから発生している。次章に示すヘンゼラー論文にも記されていることだが、強制収容所の精神的後遺症の発現には、「潜伏期」ともいえる一定の時間差をおいての発症がしばしば認められた。潜伏期の問題については、のちに改めて触れるが、ここでは少なくとも、強制収容所症候群がすべてのケースで解放の直後からみられていたわけではないことを指摘しておきたい。

しかし、いったん後遺症として発症した強制収容所症候群は、一般に長期にわたり慢性に経過することが多かった。もしもこれがシュナイダー流の体験反応の一つであるとすれば、それは反応の時間的長さの点で、明らかに「異常体験反応」に相当するものと考えられるだろう。だが、シュナイダーのいう異常体験反応は神経症であって精神病ではないとされる。では、強制収容所体験は精神病を起こすことはなかったのか。強制収容所体験に原因をもつ後遺症のすべてを神経症の一種と断定することができるのだろうか――。

アウシュヴィッツ以前と以後の精神医学

アウシュヴィッツが存在した以前の、より正確に言えば、アウシュヴィッツをはじめとするナチ強制収容所での想像を絶する体験が公になる以前の精神医学は、はじめ鉄道事故や災害の後遺症を取り扱うことによって、身体的外傷にパラレルな意味での「心的外傷」＝トラウマという言葉をつくり出した。また、このトラウマに基づく精神疾患として「外傷神経症」「災害神経症」「外傷性ヒステリー」「驚愕神経症」など多くの病名を生み出し、ついで第一次大戦の経験から多数の戦争後遺症に直面して、「戦争神経症」（戦争ヒステリー）という病名を新たに作り上げた。一方、精神分析学は、もっぱらヒステリーあるいは神経症患者個人の幼児期体験における「性的トラウマ」を取り上げて、それに原因《エティオロギー》の地位を与えた。

これらの病名や疾病概念は、いずれも外傷的体験が症状の出発点にあるという点で、基本的にはほぼ同様のものであったと言ってよい。ところが、精神分析を除けば、精神医学はその治療よりも診断（あるいは鑑定）のほうに重きを置く傾向があった。その理由は、これらの疾病が補償の対象として法的に取り扱われることが多かったことにある。そこから精神医学が見出したものは、疾病の発症や進行にとって「賠償欲求」が大きな要因として働いていることであった。それゆえ、これらの疾病には「賠償神経症」「年金神経症」「詐病ヒステリー」などの名称がつけられ、一種の「疾病利得的症候群」と同一視されるようになったのである。「事故」や「戦争」という外傷体験が、どのようにして後遺症という「反応」へと至るのかという問題は、むしろ棚上げされてしまい、何を指して反応というのか、その学問的な定義づけだけにもっぱら重きを置いていたのがヤスパース・シュナイダー流の精神病理学であった。

しかしながら、第二次大戦でのホロコーストという歴史経験は、そうした既製の精神医学概念によっては命名できないような深刻な後遺症をもたらしたのだといえる。また、その後遺症の原因となった外傷体験自体も、それまでの歴史においては未経験のものであった。アウシュヴィッツ以降の精神医学は、まず、この体験がどのようなものであったのかを探るところから出発する以外になかったと言えるだろう。事実、この後遺症が次に述べる法的な補償の対象として取り上げざるを得なくなったとき、既存の精神医学は、それに対する適切な病名・診断名をつけることの困難に直面するのである。

すでに述べたテュービンゲン学派の一人、ハインツ・ヘフナーは、シュナイダーのいう異常体験反応（＝神経症）の概念によっては、この強制収容所後遺症を説明することができないとして、「実存うつ病」（Existenzielle Depression）という新しい病名を提唱した（一九五四年）[72]。また、ユダヤ人ゆえに一九三五年アメリカへ亡命したドイツの精神病理学者ハンス・シュトラウスも、同様に「根こぎうつ病」（Entwurzelungsdepression）との病名をそれに当てた（一九五七年）[73]。これらはいずれも、神経症症状ではなく、強制収容所後遺症にみられる抑うつ症状のほうに重みを置いた概念である。そこでは、不安や恐怖、パニック発作などの一般的な神経症症状よりも、精神的支えであった家族の喪失体験や生き残ったことへの罪悪感などに由来するうつ病症状が重視され、自己の精神基盤（人間の根っこ＝Wurzel）が脅かされている状態に力点が置かれている。重要な点は、ヘフナーやシュトラウスの概念がいずれも「うつ病」という精神病レベルでの後遺症に焦点を当てていることにある。少なくとも、それまでのドイツ精神病理学は、うつ病を内因性精神病の一つとしてのみ扱い、抑うつ症状を呈する神経症や精神病質とは厳密に区別してきた。内因性とは原因不明だが、おそらくは遺伝性または脳器質性が推定されるという意味である。この観点に立つ限り、精神病としてのうつ病が神経症のように「体験」に対する「反応」として起こることは有り得ない。それゆえ、強制収容所における体験が、それだけでうつ病につながるとする見方は、ドイツ精神医学にとって基本的に受け容れられないものだったのである。

三　戦後ドイツにおける裁判と補償の流れをめぐって

戦後の裁判

いわゆるホロコーストをめぐる戦後の裁判には、大きくわけて三つの流れが存在していた。一つは、連合軍の軍事裁判（ニュルンベルク国際軍事裁判）とそれに付随する一二の継続裁判である。この継続裁判の中に、いわゆる強制収容所裁判や医師裁判が含まれていた(74)。ニュルンベルク裁判では、二二名のナチ大物幹部が被告とされ、うち一一名に死刑判決が出た。裁判は一九四六年十月一日に終わった。二つ目は、連合国占領軍当局が行った非ナチ化裁判である。しかし、この裁判では膨大な数のナチ党員が対象となったため、多くは罰金刑にとどまり、死刑判決は一例も出なかった。アメリカ・イギリス・フランス三国の非ナチ化統計によれば、その対象者は約千三百万人にのぼったが、そのうち起訴された者の数は約三百四十万であり、懲役以上の刑を言い渡された者は約九千三百人にすぎなかった(75)。第三は、連合国がドイツの通常の裁判所にも、戦争犯罪に関わる裁判を行う権限を与えたことから、ドイツ自身が行ったものであるが、少なくとも一九四九年の西ドイツ成立以前には、見るべき判決は一つも出されなかった(76)。

こうした裁判が進行中の一九四〇年代後半には、すでに東西冷戦の兆しが現れ、西側連合国はドイツの産業複合体を、ソ連に対する潜在的な防波堤とみなすようになった。すでに一九四六年二月、イギリスのチャーチルは有名な「鉄のカーテン」演説を行い、一九四八年にはソ連によるベルリン封鎖が約一年間にわたって行われ、ドイツにおける東西の緊張はいやがうえにも高まった。やがてそれは、一九五〇年の朝鮮戦争へとつながることになる。冷戦のはじまりは、ニュルンベルク裁判などで死刑を免れ禁固刑に処せられていた多くのナチ戦犯の恩赦を引き出し、ホロコーストに関与した人物にも恩恵をあたえたのである。[77] ドイツにおいて、ユダヤ人絶滅機構に参加した加害者の裁判にもう一度見直しが行われるのは、一九六一年のエルサレムにおけるアイヒマン裁判の判決以降のことになる。[78]

連邦補償法の成立

そうした情勢の中で、一九四九年九月、英米仏の西側三国によって占領されていた西部ドイツ一帯の地域は、各占領国承認のもとでドイツ連邦共和国（西ドイツ）として独立した。[79]新生ドイツ国家は、当然、戦死者の遺族や自国の戦争犠牲者に対する社会的補償（遺族年金、Kriegsopferrente など）の問題に直面する。しかし、そうした自国民に対する補償を行うに当たっては、同時にナチズムの犠牲となったユダヤ人たちへの補償を認めることなしには、外交政策上も取りかかれなかったのである。とくに、一九五〇年四月に成立したヨーロッパ石炭鉄鋼共同体（ECSC）への加盟や、一九五二年五月に締結される予定の西側連合国との対独平和条約（これによって西ドイツの国防軍創設すなわち再軍備が可能となった）への交渉を前にして、ナチ迫害の犠牲者に対する一定の補償は不可避の案件であった。また、イスラエル政府も、それまで禁止していたドイツの特許と登録商標を解除する条件に、法的な補償の成立を要求していた[80]。

すでに一九四七年、アメリカ占領軍当局は、ナチズム期の「強制によって奪われた（確定可能な）財産」を請求者に返還させるための法律（「返還法」[81]）を公布していたが、その返還はドイツではなく占領当局を通じてなされた。しかも、その対象は主として事業者（法人）に限られていた。「確定可能な財産」の現実的な範囲が、実際には事業主の所有していた不動産にほぼ限定されていたためである。個人の所有していた家屋・土地・預金・有価証券などの返還は、ほとんど実現せず、強制収容所で殺害された遺族、あるいは生き残りの人々の喪失した資本・財産、職業などの経済的損害、そして強制収容所症候群に代表される健康上の被害などは返還や補償の対象外におかれていた。

一九五三年九月十九日に、西ドイツ議会で制定された「連邦補償法」（BEG[82]）は、そうした様々の個人的被害に対応する目的をもっていた。しかし、その基本的枠組みは、先のアメリカ占領地域での返還法から採られていた。すでに返還をうけた者は対象とはならず、また補償額にははじめから上限が設けられていた。また、きわめて重要な点は、補償の対象となる被害者が、主

としてドイツ国内に居住している者に限定されたことである（連邦補償法の属地主義）。すなわち、請求権のある資格者は、

1　一九五二年十二月三十一日時点で、西ドイツまたは西ベルリンに居住する者。
2　一九三七年十二月三十一日時点で、ドイツ領であった地域から出国ないし移送された者。
3　一九四七年一月一日に、西ドイツまたは西ベルリンの難民キャンプに収容され、本国へ送還することができない難民。

に限られていた（第一条）。

連邦補償法で認められる請求の内容は、迫害に起因する生命の喪失、肉体と健康の損傷、自由の喪失、財産の喪失、資本の喪失、職業上の昇進または経済的成功の損害、生命保険および年金支払いの損失などであるが、ここでは強制収容所症候群ともっとも関係の深い「肉体と健康の損傷」の項（第十四条部分）を大まかに示してみたい。

1　医療費：事故が起こった場合に公務員に適用されるドイツ政府によって定められた基準に準じる。
2　収入の減少：少なくとも二五％収入が減少した場合。収入は、請求者が——迫害以前の経済的・社会的地位を基礎にして——ドイツの公務員であれば一九四九年五月一日に受け取るはずの推定額。
3　労働能力の減少：少なくとも二五％減少した場合。労働能力が二五％減少した場合は、

公務員給与の一五％、労働能力が一〇〇％減少した場合は、同じく七〇％。毎月の支払いは、通常の給与基準にしたがって、労働不能の期間行われる。一九五三年十一月一日までの損害に対しては一括支払い。

このような補償を申請するために、申請希望者は医療機関で医学的鑑定をうけなければならなかった。また、法律はすべての範囲の健康被害を認めたわけではなかった。とりわけ、身体的ではない精神的被害だけについての補償は認められなかった。単なる苦痛や無念は、補償の対象外であった。それらは、通常の法律で、個人的に訴えた被告人から裁判で勝ち取るしかなかったのである。また、きわめて重要な点は、ナチ断種法のもとで強制的に不妊手術を受けた被害者と、ナチズム期の「安楽死」犠牲者への補償が明文化されなかったことである[83]。強制収容所症候群の中核的内容である精神的被害をどう鑑定し、どう補償するのか、また強制不妊手術の被害者と「安楽死」犠牲者をどう救済するのか、——この二点は、連邦補償法が当初から抱えた最大の問題点であり、結果として不十分もしくはまったく取り上げられることのないまま、先送りされることになった欠陥であったといえる。

賠償神経症という問題

実際に医学的鑑定がはじまってみると、当時の精神科医にとってきわめて厄介な事態が生じた。

それは、鑑定例にみられる症状が単なる肉体的な健康被害にとどまらず、深刻な精神的後遺症を呈する者が多数認められ、しかも、そうした病状に対して当てはまる適切な精神医学的概念がみあたらなかったからである。少なくとも過去の臨床経験から引照できるのは、すでに述べた第一次大戦後の戦争神経症という古い概念だけであった。それは、すでに記したように、しばしばヒステリーと同様にみなされ、ときには賠償欲求に基づく神経症（賠償神経症）の一種と考えられていた。

たしかに、体験反応（ヤスパース、一九一三年）やテュービンゲン学派の敏感関係妄想（クレッチュマー、一九一八年）などの概念はあったが、前者は反応の内容や体験との時間的関係によって厳密に規定され、体験が取り除かれたあとには反応も終息するとされていた。また後者の概念は、ドイツ精神医学全体からみれば異端であり、真の精神病性妄想とは区別されて扱われていた。また、先に触れたヘフナーの実存うつ病（一九五四年）やシュトラウスの根こぎうつ病（一九五七年）は、なおまったく新しい概念であったため、それをただちに認めようとはしない学界全体の否定的雰囲気があった。

しかし、実際の症例においては、次章の鑑定論文にみられるように、単なる神経症やヒステリー反応ばかりではなく、うつ病、それも慢性に経過する重症のうつ病や、独特の悪夢、妄想、不安・パニック発作、罪悪感、人格発達の停止など、第一次大戦当時の戦争神経症によっては説明のつかない精神病理症状が多数現れていた。そうした症状や病態を、戦争神経症などという単純な概念で説明したり診断したりすることはできるはずがなかった。それは明らかに、当時の精神医学にとって「まったく新しい問題」だったのである。

だが、にもかかわらず、賠償神経症という第一次大戦後の精神疾患概念が再び持ち出され、鑑定をうけに来た人々のうえにラベリングされようとしたのは何故か。あるいは、この新しい問題が、一部の精神医学者によってしか議論されず、しかもそれが次第に拡散して、一般の臨床的問題へとすり替わっていった背景には何があるのか。――次章の具体的な鑑定論文を読む前に、その基本的な背景に関して簡単に触れておきたい。

鑑定をめぐる動き

連邦補償法に基づく補償請求を希望して鑑定をうけた人々の大半がユダヤ人であったことは言うまでもないであろう。一方、その鑑定を行った精神科医たちは、ナチズム期またはそれ以前に医学教育をうけたドイツ人であった。実際には、彼らが下す鑑定の結果によって、ほぼ請求の可否が決定されたのが実状であった。

十九世紀の鉄道事故に伴う外傷神経症が、患者の賠償願望に基づく災害神経症と読み替えられ、第一次大戦後の戦争神経症が同様に賠償神経症あるいは年金神経症として処理されることが多かったことについてはすでに述べた。同様にして、おそらく強制収容所の後遺症についても、同じ種類の読み替えが、鑑定する側の医師によってなされた可能性が十分にあったと考えられる。つまり、鑑定する側に一定の断罪的価値判断が、あらかじめはたらいたのではないか。——鉄道事故であれ戦争であれ、その体験自体に対しては、本来何ら価値判断のはたらく余地はない。あるとすれば、ただその出来事が事実であったのかどうかという、純粋に法的な点についてのみであろう。そこには単に事実としての純粋な加害—被害関係だけがあったにすぎない。とりわけ、強制収容所体験のように、すべての正常な人間にとって等しく、かつ圧倒的な外傷となる出来事については、それを体験した人間の性格云々を論じる以前に、体験そのものの質こそが問われねばならないはずである。

　にもかかわらず、その後遺症の背景に特定の賠償欲求を仮定して鑑定するとき、鑑定者は医学的症状という価値中立的であるはずの対象を、賠償金欲しさの社会的不正義の有無という法律的価値判断の対象へと読み替えていることになる。あるいは、価値中立的であるべき医学者が、医師としてではなく、法律的な裁定者として関与していると言ってもよい。このような立場のすり替えは、例えば日本の戦後に発生した様々の公害訴訟と被害認定に関しても当てはまるだろう。そこには権力の側に立つ専門家、または権力側の「認定制度という負の装置」（原田）[84]が前提として存在している。

　もしそうだとすれば、鑑定をうけにきた人々の多くは、補償請求の可否を裁定される以前に、すでに医学的鑑定の場で、前もって裁定されてしまったということになる。そこには、鑑定する側の専門家が権力の側にあり、鑑定をうける生き残りの犠牲者が権力側の補償や保護を求めるという基本的な図式が共通して認められる。鑑定をうける側に補償欲求があったとすれば、鑑定をする側には同じドイツ人として国家の姿勢にすり寄りたいという欲求があったことを指摘しなければならないであろう。さらに直截に述べてしまうなら、こうした鑑定のすべては、かつての加害者が被害者を鑑定するという基本的図式に立脚していたということである。

　もうひとつだけ指摘しておくべきことは、ナチズム期に多数のドイツ人精神科医が精神障害者をはじめとする「価値なき生命」の抹殺に関与していた事実についてである。「安楽死」の名のもとに組織的に行われた患者殺害には、大学と病院とを問わず、多くの精神科医が無関係ではなかった。とりわけ、一九四〇年以後、ドイツ国内の計六ヶ所の精神病院施設に設置されたガス室において、COガスを用いて行われた大量「安楽死」により、七万名以上の障害者が抹殺されていた。この大量殺人の組織と方法は、すでに述べたポーランドにおけるユダヤ人絶滅作戦へと直接的に転用されたものである。また、ガス室殺人以外にも、薬物を用いた「安楽死」や、計画的な食糧制限による餓死なども実行に移されていた。いわゆるT4作戦[85]と呼ばれた患者大量殺害の詳細について、ここで立ち入るだけのゆとりはない。その細部は別の成書にゆずるが、ここでは、戦後のドイツ精神医学界に、少なからずの精神科医がまったく裁かれることなく活動を続けていた点だけを強調しておきたい。

第二章　強制収容所後遺症の精神医学的鑑定（論文の翻訳）

以上のような歴史的経過を踏まえたうえで、本章では実際に戦後のドイツ（旧西ドイツ）で発表された学術論文の中から、もっとも代表的と思われる三つの論文を選んで、その全文を訳出してみたい。ここで、あえて全文を掲げる意味は、何よりもまず本書の全体的目的が、ナチ強制収容所における体験についての分析が戦後の精神医学の中でどのように行われ、またどのように隠蔽されてしまったのかを明らかにすることであり、論文全体が、そのための重要な資料だということにある。第二に、論文を著わした精神科医が、後遺症に悩む生き残りの患者たちをどのように観察していたのか、その症状から何を引き出し、何を見落としていたのか、彼らをどう診断し、また判定していたのか――それらの詳細は論文の中の一部分だけを引用したのでは見えてこない。逆に言えば、それらのディテールこそが論文のもつ資料としての価値であり、抄録や一部引用は、資料的価値を極端に損なうことになるからである。

最初のクルト・コレによる論文は、一九五三年の連邦補償法制定をうけて、一九五八年という最も早い時期に現れた精神鑑定業務に関わる学術的な検討論文の一つである。このコレ論文がいわば事実上のきっかけとなって、その後に続く一連の類似目的の論文が現れることになる。それゆえ、コレ論文は、そうした一連の精神医学論文のいわば嚆矢として、重要な意味と位置をもっている。

次のトラウトマン論文は、強制収容所後遺障害がドイツではなく、アメリカの精神科医によって描かれ、しかもその内容には治療的な意義が含まれている点で、一連の学術論文の中では異色と言えるものである。しかしながら、後年、アメリカ精神医学会（APA）によってはじめて病名として使用されるPTSD（外傷後ストレス障害）の原型が、はからずもここに取り上げられている。また、戦後一五年というタイムスパンを置いた時点で書かれているため、後遺症全体の戦後の経過が視野に含まれている点でも、きわめて重大な意味をもつと言える。

最後のヘンゼラー論文は、それまでに現れた強制収容所後遺症に関する、ほとんどすべての論文を総説的に論じたもので、これ以降、その種の論文が、少なくともドイツにおいては書かれなくなる。いわば「最後の締めくくり」として登場した重要な資料といえる。

いずれにしても、各論文の解説と評価については、第三章で改めて行うことにして、ここでは論文そのものの内容に目を通していただきたい。

なお、論文中の固有名詞は、できるだけ原語の発音に近いカタカナ表記とし、イタリックなどの強調が施されている術語については原名をカッコに入れて併記した。脚注として最後にまとめられている引用文献などは、オリジナル表記のまま掲げた。見出しの数字・記号の表記も原文のままとした。ただし＊印で脚注の加えられているコレ論文については、これを〈原注〉として記号をふり、訳出のうえ文末にまとめて掲げた。同じく、引用文献番号は〈文献〉として番号をふった。

一　クルト・コレ「精神医学からみたナチ迫害の犠牲者」

(Kurt Kolle: Die Opfer der nationalsozialistischen Verfolgung in psychiatrischer Sicht〈原注1〉; *Nervenarzt*, 29 : 4, 148–158, 1958)

I　まえおき

この論文のテーマは、これまでの精神鑑定に例のない新しいものであるが、いずれ近い将来に解明されることが期待されているものである。これまでのところ知る限りでは、のちに述べるフォン・バイヤー〈文献1〉およびシュトラウス〈文献2〉によるごく短い論文だけが、この問題に触れている〈原注2〉。さいわい、ミュンヘン大学付属病院は、このテーマに関する多数の症例を鑑定する機会を得てきたので、これまでにも繰り返し報告されてきた鑑定例について、この場でまとめておくのは時宜を得た試みであると思う。「補償」のための詳細な鑑定問診表は、その際非常に重要であるので、ほぼすべての鑑定例について私個人が管理してきた。われわれのもとで鑑定をうけた多くの被迫害者を直接診察したのも私である。鑑定カルテの記載内容も私自身による。ただし、初期の鑑定例のほとんどは、私の共同研究者インゲボルク・ロイクスが前もって予備的に記入してくれていたものに基づく。〈原注3〉この報告を執筆することは、正直に言って私には苦痛であった。研究者として、また専門家として、私は決して中立の立場にあるとは言えないが、できるだけ無党派的で偏見のない記述を心がけるつもりでいる。

Ⅱ　臨床的症例報告

(a)全体像

一九五三年から五六年にかけて、総計二一一六例が様々の補償機関からの委託を受けて鑑定された。〈原注4〉このうち一五五例（約七五％）がユダヤ人で、五三例が政治的ないしは思想的理由による被迫害者であった。そのほか一〇例が、人種的理由から強制的に断種をうけた混血ジプシーである。ユダヤ人のうち、一三一例には迫害に起因する健康障害を推定せざるを得なかったが、一五例については迫害との因果関係を否定することができた。また九例では、病的な神経学的・精神医学的所見を認めなかった。

五三例の政治的・宗教的・思想的被迫害者のうち、一九例に迫害による身体的障害がみられ、二四例については認められなかった。

(b)全般的脳障害

鑑定例のうち七九例に器質的脳障害が認められた。このうち二九例が脳挫傷の後遺症を呈していた（虐待または強制労働時の事故による）。意外なことに、発疹チフス後の脳障害がかなりの数に客観的に認められた（一〇例）。この結果は、発疹チフス脳炎は――急性期に死亡しない限り――後遺症を残さずに完治するという、これまでの知識とは相反するものである。発疹チフス後の脳障害という診断を支持する特徴的な症状は全例に認められている。例えば、パーキンソン症状、ナルコレプシー発作、尿崩症などがそれであり、いくつかの例では、皮質下障害を示唆する脳波所見がみられた。もっとも、このような後遺症が劣悪な食糧事情による栄養失調の人間に現れやすい、という可能性も十分に考慮される必要がある。似たようなケースが戦後の復員兵のあいだでも観察されている。これに対して、自律神経障害単独のケースでは、脳炎後の脳障害を推定する根拠に乏しかった。

(c)老年性変化

六症例に、臨床上および気脳写〈訳注〉所見上で顕著な脳萎縮が証明された。ある症例（H・L）は鑑定時三一歳のユダヤ人であったが、迫害にあうまでは健康で、一五歳から二一歳まで囚人として過ごしていたものである。解放後に再び仕事に就こうとしたが、肉体的・精神的な労働能力に欠けていたため、就労不能となってしまった。一九五五年の診察の際、L氏は耐え難いほどの強い頭痛に悩まされていた。そのほか、意識喪失の発作があるとのことだったが、この発作は客観的にみても真性のてんかん性けいれん発作とは異なるものであった。神経学的には右上下肢に軽度の麻痺が認められ、気脳写上、高度に拡大し変形した脳室系が写し出された。これによって、「脳萎縮」という臨床診断が客観的に裏付けられた。

しかしながら、このような脳萎縮を呈する多くの症例が、実際には把握されぬまま潜んでいる可能性は決して小さくはないであろう。被迫害者の多くは、医師の診察を怖れ、その結果、腰椎穿刺や気脳写のような必要な検査を拒むことも多いからである。

臨床精神病理学的ならびに気脳写的に診断された脳萎縮は、ことに老年者の場合、外因性の障害との因果関係をもたなかった。われわれの精神科で診療を受けた多数の脳萎縮の症例では、初老期のケースも含め、遺伝的要因がその発症に決定的役割を演じていたように思われる。しかし個別のケースを注意深く観察してみると、軽症の場合も含めた頻回の頭部外傷、長期にわたるタンパク質欠乏症、高熱疾患などの影響が重要な発病要因として疑われるケースも完全には否定しきれないようである。

三四例の被迫害者には、病的血管障害の結果と考えられる重度の脳障害が認められた。このうちほとんどのケースが、迫害のはじまった当時にはすでに四〇歳を超える年齢にあった。彼らの多くは精神的にも異常状態を呈していたので、内科医がわれわれのもとへと紹介してきたのである。結局、全例が顕著な器質性精神症状群と診断された。症状は、迫害開始時の年齢が高いほど強度であった。迫害の期間と重症度のあいだには、必ずしも相関関係は認められなかった。例えば、迫害のはじまる以前までは壮健で仕事をこなしていたある高学歴のジャーナリストの場合、一九三五年にノルウェーへ亡命したのち、一九四〇年に至って再び亡命せざるを得なくなったという精神的負荷によって、急激に身体的および精神的症状を呈しはじめた。当時、彼は五七歳であった。アメリカにいる息子が彼の亡命を受け容れたにもかかわらず、このときから仕事が手につかなくなった。アメリカへの亡命から二年が過ぎたのち、当時の主治医が証明しているように、彼は要介護状態となり、もっぱら妻の手で介護されることとなった。一九五五年にわれわれの精神科で診察をうけたとき、彼は七二歳で、顕著な神経学的欠陥とならんで重度の痴呆症を呈していた。K婦人の例もこれと似ている。この婦人は、現在六四歳になるユダヤ人の学者で、終戦まぎわになって数ヶ月間強制労働収容所に入れられていた。診察の結果、進行性の血管障害に基づく高度の痴呆が認められた。彼女の高齢の母親は、一九四二年テレジエンシュタットの強制収容所への移送通知を受け取ったのち、自殺目的からトラックに身を投げ、重症を負ってユダヤ人病院へ運び込まれた。婦人は、夜通し母親の看護につきたいと願ったが、ユダヤ人病院では家族が夜間に面会することは固く禁じられていたうえ、もう母親はぐっすり眠っていて生命に別状はないとの看護人の言葉もあって、しかたなく自宅へと戻った。昼間の出来事の興奮と疲れから、婦人は鉛のように重い身体で眠りについた。翌朝、彼女は母親の死を知らせる報告を受け取った。この日から、婦人は頑固な不眠に悩まされるようになった。そのため彼女は、この不眠症が自分の「神経病」の中心的症状であり、その原因は迫害にあると主張している。しかし、自らの重度の器質性精神症状群についての病識は、彼女にはない。その結果、彼女を診察した予備鑑定医は、患者が不眠症々状に固着している神経症者であるとの誤った認識を抱いていた。

学歴が高く、進歩的な精神、繊細な感情の持ち主ほど、外因性の精神症状が持続しやすいようにみえる。迫害によって加えられた障害と、たいていはそれに引き続いて急速に出現する精神症状群とのあいだの因果関係を、単一の公式に当てはめることはできない。種々の症状をかたち作っている病因的因子と病像形成的因子とが、複雑な力関係のもとで絡み合っている。

補償がなされるための鑑定を行ってきたわれわれの経験からすると、迫害による強度の精神的・肉体的負荷の影響は、やはり高齢者ほど深刻に現れる、と結論せざるをえない。生物学的にみれば、年齢不相応の老化は、たとえそれが突発的なものでないにせよ、血管系の障害によるものが多いと言えるのかもしれない。しかしながら、このような仮説は形態学的な所見からは必ずしも支持されてはいない。しかも障害を及ぼす因子が、一次的に血管系に作用するかどうかも疑問である。それどころか、従来からの知識によれば、飢餓状態にまで至らぬ程度の低栄養状態は、心臓および循環器疾患の進行にとってむしろ良い影響を与えることが知られている。かつてプラハ大学の精神科医で、自らもテレジエンシュタットに収容されて医師として働いていたV・A・クラール〈文献3〉は、次のように述べている。「栄養失調状態は、一般的に動脈硬化症には良い影響をもたらし、一部の脳動脈硬化症患者にも好影響を与えた」。ただし、収容所の悲惨な食糧事情は高齢者にもっとも重症の影響を与えた、というクラールの観察にも言及しておくべきであろう。脳の老年性障害を患っていた患者は、収容所での全入院患者の四〇％にも達していた。もっとも、収容所の病院に入院していた患者は、重度の精神症状（見当識障害、精神病体験）のために他の囚人の迷惑になるような人々であったことも考慮しておくべきだろう。クラールは、このような老年性精神病者は脳の血管性病変によるものではなく、むしろ老年性の解体過程によるものと推論している。その症状や経過も一般の老年痴呆と区別することは困難であったという。ただし、こうした患者の多くには「飢餓による神経系の軸索硬化症が合併していた」ことも事実である。

テレジエンシュタットに収容されていた囚人の過半数が六十歳以上の高齢者によって占められていたことを考慮するとしても、外因性の病因を見過ごすことはできない。脳の老年性病変に関する問題については、病理解剖面からばかりではなく、純粋に臨床的な側面からも明らかにされてきている。この問題に独自の観点から取り組んだフォン・ブラウンミュールは、ジンアエレーシス説に基いて「反応性老化」という概念を提唱している。「このような液性化学的病理学上の症状観察は、純粋な変性とある種の炎症性病変とのあいだに関連性があることを示唆する」（ブラウンミュール[文献4]）。このフォン・ブラウンミュールによる学説をどうみるかは別として、反応性ないしは症候性の老化という概念は臨床的見地からはきわめて歓迎すべき作業仮説である。

(d) 発達上の阻害

ここで問題にするのは、六歳から一七歳の年齢帯のあいだに家族と引き離されて収容所に入れられ、その体力をはるかに超える強制労働へとかりたてられた年少のユダヤ人たちである。彼らのほとんどはドイツ占領下の東部地域の出身者であり、それゆえ収容所生活は彼らから家族や故郷を奪ったのみならず、住みなれた同一の言語共同体をも奪い去った。心的・精神的な発達にとって、安全な家庭環境がもっとも重要であることは言うをまたない。過酷な肉体労働と低い栄養状態とは、若い人間の身体と精神を消耗させ、自然の発育過程を決定的に阻害する。彼らの多くが、精神的にみて（一部は身体的にも）、戦後もなお収容所に送り込まれた時点の発育段階に留まったままであった。言葉どおりに言えば、精神・心理・身体全体としての人間の発達が阻害されていた。精神的な視野は狭窄をおこし、心理的には萎縮がみられ、身体的発達も停止している。このような精神的・身体的発達障害には、小人症、第二次性徴の欠落ないし未発達、その他の内分泌性機能障害などが随伴していた。こうした環境因による発達障害は、その後の解放によっても改善されていない。

われわれは鑑定の結果、次のような数字に基づく事実を挙げることができる。

彼らの囚人生活は、四〇～六五ヶ月にわたっていた。

（全一八例のうち）一二例が両親を失っていた。

三例が、どちらかの片親を失っていた。

一八例すべてを総計してみると、三八人にのぼる彼らの同胞が収容所で命を落としており、一人の若いユダヤ女性はゲットーで生まれたばかりの子供を失っていた。

では、このような犠牲者たち（現在二二～三二歳）は、具体的にどのような病像を呈しているのだろうか？　われわれの大学病院の鑑定医たちは例外なく、彼らよりも年齢が上である。さしあたり、以下のような例を挙げてみれば十分であろう。

「不安げに人との接触を求めてくる子供」（二八歳）
「不安が強く、無気力で幼稚な人格」（二九歳）
「無気力で引きこもりがちの、利己的で孤独な人間、人生に何の目的ももたない」（二七歳）
「まったく学歴のない、おてんば娘」（二九歳）
「不安で無気力な、利己的、幼児的性格」（三二歳）
「物静かで内向的な、自信のない抑圧された人間」（三二歳）
「情緒に乏しく猜疑的な、幼児的な男性」（二六歳）

こうした症例群のうち、一二例については同時に身体的障害も認められた。すなわち、小人症、年齢不相応の老化現象、内分泌障害（第二次性徴の欠如、卵巣機能不全）。

一九四五年に犠牲者が解放されて直面した自由の世界は、まさにこのような若者たちにとって厳しい現実そのものであった。故郷、両親、親類、友人らを失っていた場合には、ほとんど難破した船にも近い状況であったろうし、国際的な援助機関の手を借りなければ生きていくことすら困難な状況にあった。しかしながら終戦直後の混乱した状況下にあって、援助機関の職員にできたことは、せいぜい最低限の援助、つまり人間のもっとも単純な本能的要求を満たしてやることだけであった。こうした若者にとって最も必要であったはずの、精神的ケアにまで手が届くだけのゆとりはなかった。ほんのささやかに行われていた教育的な配慮——学歴、知識、教育機会の獲得、職業上の社会復帰——ですら、むしろ長い間自由を求めて闘ってきたドイツの若者たちには、しばしば反発をひきおこした。

ここで二つだけ症例を掲げる。

ダヴィッド・グラウヴァルト〈原注5〉は、現在（一九五六年）三〇歳になる男性であるが、発育の遅れた、髪の毛や髭のない小柄な体格で、まるで年齢も性別もない人間のようにみえた。足を引き摺り、老人のように体を曲げ、重そうな書類をかかえて診察室に入ってきた。彼はみすぼらしく、青ざめた顔で、疲れきっているようにみえた。勧められた椅子に腰を下ろすと、重く息をしながら、額から流れる汗をふるえる手でぬぐっていた。まるで頼りない子供のように、彼は自らの悲惨な生活史を語りはじめた。「父親は靴職人でした」。幼児期に特別なことは何もなかった。「母親からは何も聞いていません」。ブルゲンラントの小学校に入り、その後ヴィーンで四年間上級学校に在籍していた。一五歳のとき、ユダヤ人であることを理由に学校を追われ、ユダヤ人文化協会の中に設置されていた理髪士助手の速成教育学校を卒業した。その半年後、彼はゲットーに押し込められた。そこから製材工場での強制労働に駆り出され、二ヶ月後には家族からも引き離されて、ある労働収容所に移送され、そこで石切り場での強制労働に従事させられた。さらに収容所から収容所へと移され、沼地の干拓、飛行機工場などで強制労働をさせられ、アウシュヴィッツ、ダッハウを経て、目的のない死の行進へと追いやられた。一五〇〇〇人いた囚人のうち、生き残ったのはわずか二五〇人であった。多くは監視兵によって射殺されたという。彼自身は、隙を見て運良く干し草の中に身を潜めることができ、進駐してきたアメリカ軍によって助け出された。四年間にわたる収容所生活にようやく終止符がうたれた。その後しばらくのあいだ、農場や進駐軍のもとで働いていたが、きちんとした職業や学歴もなかったため、定職を得ることはできなかった。現在は売店の売り子助手として働き、妻——彼は一九五一年に結婚した——と二人でかろうじて生活している。しかし、ひどい健康状態のために仕事を完全にこなすことができない。収容所での殴打、飢餓、感染症の既往などについては、話のついでに聞けた程度であった。

この患者を前にして報告を聞いた者は、むろん客観的かつ偏りのない判定を下す立場の担当医なのだが、それでも心を動かさずにはいられなかった。自らを売りに出すため、役所から役所へと歩きまわっているこのあわれな小男は、明らかにその運命に対しては何らの責任を負っているわけではない。賠償神経症患者にしばしばみられる「無辜なる有責者」（エルヴィン・シュトラウス）〈文献5〉とは異なっている。

若年期に人生を失ったこの典型的な症例に続けて、ある若いユダヤ人女性の生活史を簡単に掲げてみたい。

サラ・ザウアーブライは、現在三一歳になる。父親は、コヴノで宝石店を営んでいた。両親と三人の兄弟は収容所で殺害された。サラは小学校を卒業したあと、二年間の高等教育をうけた。収容所へ移送されたときは、一四歳であった。その後、各地の収容所を転々とし、その間ずっと不慣れな重労働に就かされていた。四年間の収容所生活の最後に、死の行進が待っていた。虐待、飢餓、病気に悩まされた。解放時に、彼女の体重は三一kgしかなかった。終戦後は、親類の中でただ一人生き残った伯母に養われることになった。定職に就くことは無理であった。一九四九年、あるユダヤ人男性と結婚してイスラエルに移住したが、夫もまた迫害のために体を痛めていたので就労することはできず、夫婦そろってドイツへと戻ってきた。彼らは現在、補償局の支払う少額の年金（二〇〇マルク）で生活している。サラの場合、一三歳のときに初潮があったが、移送ののち月経は止まってしまい、一九四六年に注射療法をうけてからようやく回復したのだが、それ以後も月経は非常に不順である。かろうじて二ヶ月に一回来る月経には、様々の愁訴が伴っている。彼女には明らかに内分泌障害が認められ、クッシング症候群が頓挫したような醜い体幹性肥満もみられる。人格像も、まるで石のように硬く、反応性に乏しい。夫婦関係もこのため非常に困難となっている。精神的・心理的視野は狭まったままで、解放後も改善の傾向はみられない。彼女は、結局のところ移送されたときと同じ年齢の発達段階にとどまったままなのである。要するに、この若い女性は、十分な素質もあり人並みの市民的環境の中で良い教育をうけたところまでは何の問題もなかったが、その直後から人生を失ってしまったと言える。

こうした明らかに器質的な、つまり身体的に把握可能な疾病に基づく障害（全体の四七％）以外に、われわれはもっぱら精神症状のみを呈する八一例のケースを経験した。

内因性精神病にかかっていた九例のうち、七例についての鑑定にはさほど問題はなかった。すなわち、三例の分裂病と四例の躁うつ病については、迫害との因果関係は否定された。これらのケースは、どれも迫害のはじまる以前からすでに発病していたか、もしくは解放後に数年を経過してはじめて発病したものであった。

鑑定上、比較的困難であったのは、迫害の期間中に初回のうつ病相が現れ、その後いったん回復した二つの症例であった。二例とも、解放後にはむしろ慢性の気分変調を呈し、その抑うつ症状の中で迫害体験が主題として色濃く反映されていたものである。

(e) 心理的危機体験の後遺症

すべての器質性病変の症例を除外してみると、七二例——これは全鑑定例のおよそ三分の一に相当する——にのぼる一群の症例が残ることになるが、このグループはいずれも「慢性の気分変調」という症状によって特徴づけられるものである。このうち十二例は、通常の賠償反応として片づけることができた。二八例は、われわれの診断では「慢性反応性うつ病」（chronisch-reaktive Depression）であった。この診断名は一見矛盾をはらんでいるように見えるかもしれないが、反応性うつ病という概念を厳密に検討してみれば、この矛盾は解消できる。日常の臨床では――経験上からも支持されているように――反応は一定期間が経過したのち消失するもの、と考えられている。しかし、これらの迫害をうけたユダヤ人たちの場合、症状は数年間にもわたって持続している。それゆえ、これは慢性・うつ病性の発展と称しても差し支えないであろう。ただし、この状態が特定の強烈な体験によって惹起されたとは、必ずしも言えない。通常の反応性うつ病の特徴の一つは、体験の強さと反応の程度とのあいだに不釣合いが存在することである。この特徴によって、逆に正常の悲哀反応や抑うつ反応と、反応性うつ病との鑑別が可能となるほどである。正常の抑うつ反応では、仕事能力が減ずることはない。むしろ逆に、苦悩を忘れるために普段以上の力で仕事を完遂してしまうこともしばしばある。しかし、われわれが鑑定したユダヤ人たちの場合、体験の強さは想像を絶するものであったので、体験と症状の程度とのあいだには何らの不釣合いも認められない。このような悲惨な体験に打ち勝ったり、忘却したり、抑圧したりすることのできたユダヤ人たちも、あるいはいたかもしれない。それは統計的には把握されていない。これら二八例の人々が特別に敏感な体質をもっていたのだ、と仮定することはできよう。しかしながら、だからといって異常心理反応を体質のせいにすることはできない。症例はどれも個々の独立した別々の人格をもち、歴史の危険性に対して力強く警鐘を鳴らしているのであるから、本来なら一例ごとに異なった精神医学的診断が与えられてもよい、とする見方もあろう。

ここで印象深い症例を一つ掲げてみる。

現在四五歳になるユダヤ人女性ローザ・ヴァイヒマンには、以下のような生活史があった。

両親と七人の同胞は、アウシュヴィッツで殺害された。家族はみな健康で、家系に遺伝負因はない。ローザは正常に発育し、多少体質的に弱いところはあったが、大病をしたことはなかった。小学校と商業学校を卒業したのち、洋裁を学び仕立て屋で働いていた。二〇歳のとき、時計職人と結婚したが、この夫は稼ぎが良かったので、彼女自身はもう働く必要がなかったほどであった。一九三九年から四五年のあいだ、彼女はゲットーから労働収容所へ移送され、そこで働かされていたが、その収容所はのちに強制収容所へと変わった。解放後、夫と子供を捜すため、彼女はポーランドへ向かった。だが、夫と二人の子供はアウシュヴィッツですでに殺されていた。一九四八年から五一年にかけて、彼女はドイツに住み、その後アメリカへ移住して再婚したが、一九五二年、再びドイツに帰国した。

ローザの場合には、もうひとつの特殊事情がある。それは強制的妊娠中絶をうけたことである。この手術をうけるため、彼女は収容所から東ドイツにある大学病院へ一時的に移されていた。当時の粗末な医療環境と非専門家による稚拙な手術によって――これはわれわれの大学病院の婦人科での診断による――彼女は二次性不妊症となってしまった。

われわれの前に連れてこられたこの女性は、ずんぐりとした多少の肥満体で、目からあふれる涙を必死にこらえようとしていた。人のよさそうな親しみのある顔には、深い皺が刻まれていて、それは悲しみの表情以外の何物でもなかった。彼女は自分から、涙をこらえようとしている原因について語った。病棟の廊下で、二人の子供を偶然見かけたのだが、それは強制収容所で殺された自分の子供たちと同じ年格好の子供であった。その瞬間、過ぎ去った過去のすべての苦痛が蘇ってきて、彼女の心をかき乱したのだった。子供たちはすでに殺され、しかもこれから子供を産むこともできない体になっていた。この観念は、過去の恐ろしい記憶と関連して、彼女の心から離れようとしない。心の中には、今も自分の手から引き離されてガス室へと連れ去られていった映像がありありと浮かんでいる。彼女に母性や喜びを与えることのできる対象は、もはや何も残っていない。頭の中は、このような自らの悲運についての想いで常に満たされている。こうした想いを断ち切るには、日常生活の雑事にかまけているときですら、大変な努力を必要とする。

このような慢性反応性うつ状態は、政治的理由から迫害をうけたグループの中には、たったの一例しか見出せなかった。そのケースについては、このあとで引用する。人種的理由によって迫害をうけた犠牲者と、その他の理由から迫害された犠牲者との違いについては、以下のような言葉で表現するにとどめる。「中部ヨーロッパのユダヤ人が被った悲惨な運命は、そもそも人間が日常的に出会う事故や戦時外傷や病気などの不運とは決して比較不可能である。政治的、思想的、宗教的理由から迫害された人々の不運も、ユダヤ人のそれとは比べ物にならない。これらの人々には原則的に（たとえ理論上のことであっても）、独裁政権下で自らの思想や信条を訂正して適応できるだけの余地が残されていた。しかしながら、血統や人種を理由に迫害され処罰された人々が、自らの生物学的刻印から逃れる手段はまったくといってよいほど無かった。それゆえ、ユダヤ人たちは収容所に移送され閉じ込められた瞬間から、すでに抹殺される運命にあることを悟っていたように思える」。

同様の見解は、オーストリアの医師B・フーク〈文献6〉が収容所から解放された犠牲者たちの鑑定に際して述べている。「ナチ時代に国家社会主義と積極的に闘った人々と、人種的理由から、ただ受身的に迫害された人々とのあいだでは、心理的にみて顕著な差異が認められる。後者の場合、その多くが家族を失っており、解放後もずっとうつ病状態にあったのに対して、前者は似たような運命に遇い、様々に健康を損ね、――戦後のヴィーンで――ひどい生活状態にあったにもかかわらず、積極的で人生に肯定的であった」。

上述の、政治的被迫害者で、慢性反応性うつ状態を呈した唯一のケースというのは、一〇年間にわたって特別にひどい条件下で拘禁されていた共産主義者である。その生活史と臨床所見については、私の同僚のアヴェナリウス博士が次のように記載している。

現在五〇歳になるフランンツ・ライフは、ある靴職人の非嫡出子として生まれた。精神病または異常性格の遺伝負因については不明である。貧しい暮らしの中で、彼は健康な子供として育った。幼児期を通じて、育ての父親や腹違いの同胞たちとの関係は大変良く、非嫡出子としての身を意識する必要はまったくないほどであった。学童期にも快活な少年として、どんな環境にも適応し、友人も多かった。彼自身、自らの青年期までを、きわめて明るい時代であり、いずれ将来は修道院にでも入ることを夢見ていた、と述懐している。小学校卒業後は職人見習いの修業のかたわら、カトリックの青年組織に加わり、その活動に次第に熱心に身を入れるようになった。一九三〇年、共産党に入党。そこではマルクス主義について非常に熱心に学んだので、ほどなく自らが作り上げた地方組織の教育長兼第一書記になった。当時の私生活は、建設労働者としてまかなっていた。

一九三三年、彼はごく短期間の保護拘束をうけたが、保釈後またすぐに政治活動を再開した。拘束の危険はたえずつきまとっていたものの、非合法的な共産主義的抵抗組織を樹立するために彼は活動を続けた。ライフは、当時すでに最も有能で経験を積んだ共産党指導者の一人になっていた。

一九三五年、再び捕らえられ、はじめて警察署内に留置された。そこでは、一九三六年一月まで〝厳しい特権剥奪〟の処置のもとにおかれていた。すなわち、独房に入れられ、拘置所内の中庭を散歩する権利を奪われ、特別に粗末な食事しか与えられなかった。このような苦難にもまして、さらにひどい苦痛を与えたのは、ゲシュタポによる頻回の尋問であった。一日二回四時間にわたって壁に向かって立たされたまま、「何が頭に浮かんだか」をときどき質問されたという。そのころ彼の母親も人質として捕らえられ、対面を強要されていた。

その後、彼はある強制収容所に移され、数ヶ月間にわたって独居房に入れられ、飢餓にさらされた。ただ一つましだったのは、恐ろしい尋問がなくなったことだけであった。しかし、暗黒の空間で一日中ただ時を待つことは、相当な苦痛であったに違いない。この拘留ののち、彼はM市の地方裁判所に送られ、そこで〝反逆を準備した罪〟により一年一〇ヶ月の禁固を言い渡された。二一ヶ月間にわたって、彼は再び独房に拘留された。ところが刑期満了の四週間前になって、今度はゲシュタポの拘束をうけ、また新たに裁判に付されることになった。高等裁判所は彼に七年の労働刑を言い渡した。刑務所で、はじめの四年間は独房に入れられ、五年目にしてようやく労働に就くことを許されたが、それも政治犯としてではなく、刑事犯としての労働であった。

そこでの刑期が満了すると、ライフは反逆者としてさらにマウトハウゼン強制収容所へと送られた。彼はそこで想像を絶した残虐さを体験したという。すべての囚人がいつ何時、拷問に引き立てられ命を奪われるかわからないという、絶えざる死の不安が日常を支配していた。さらに、睡眠不足とならんで深刻な飢えが存在していた。毎日の食事はほとんどがビートであった。このような肉体的ならびに精神的虐待によって、多くの囚人は動物に近い心理状態にまでおとしめられた。例えば、毎朝三〇〜四〇の屍体がバラックから運び出されるたびに、彼らの顔に喜びの色が浮かんだという事実は、こうした心理状態に基づいてのみ理解できることであろう。というのも、屍体が運び出されることによって、彼らにはわずかながらの空間的ゆとりがもたらされたからである。抑制しがたい飢えは、一部の囚人が屍体の肉を食いちぎっていたという、身の毛もよだつような光景になって現れることさえあった。

終戦前の二年間、ライフは別の労働収容所へ移され、そこで劣悪な環境と低栄養のもとで、一日一二時間兵器工場での労働に就かされた。彼は何度も死の瀬戸際にまで追いつめられたと感じたが、病人として名乗り出ることはあえてしなかった。病舎へいくことは〝ガソリン注射〟による死を意味していたからである。一九四五年五月、アメリカ軍によって解放される直前、彼はさらに一八〇キロにおよぶ死の行進へと駆り立てられた。それによっても、さらに多くの囚人が命を落としていったが、彼は二日間続いた熱にもかかわらず、かろうじて生き延びることができた。

解放後、ライフは病院に収容された。医長の報告によれば、飢餓浮腫を伴う高度の栄養失調状態にあり、持続的な強度の頭痛、思考および注意力の障害、それに頑固な不眠を訴えていた。軽度の心筋障害も存在した。

終戦後のはじめの時期には、ライフにとって経済的にも非常に良い条件で仕事をする機会がいくつか提供された。雇い主は、政治的に迫害された人物を雇用することで、自らの安全を保証することができたため、彼に良い給料の魅力的な職場を与えたのである。しかしライフは、このような機会を十分に利用することはできなかった。かつてのエネルギッシュな共産党闘士で、活動的な抵抗運動家であった彼は、いまや抑うつ的で無気力な病人へと変身していた。カフェーにいても、店中に響くほどの声で談笑していたという社交的な性格の持ち主であったが、今では人の集まりに出ることすらできなくなっていた。また、かつては町の大会に出場するほどのチェスの腕前があったのに、今はもうチェスを楽しむこともほとんどなくなっている。かつての人生を捧げた政治活動に対しては、単なるうわべだけの興味しか持つことができない。彼は、少額の税金を集めてまわるだけのヒラの集金人としての仕事についたが、それ以上の地位につくための努力はまったく行おうとしない。そんな努力をするだけの力も、彼にはもうないという。また、事務職につくことも諦めたという。電話の取り次ぎができないためである。その理由として、異常な忘れっぽさ、集中困難、理解力の低下を挙げている。気分はいつも不安で憂うつで、そのためか、決断する力さえも麻痺してしまったように思える。拘束されていた当時の虐待の記憶は繰り返し襲ってくるが、そのような過去の記憶を内面的に処理するだけの精神力はもう残っていないという。

ライフは、ずんぐりした、赤顔で頭のはげた男であり、知的で分別臭い政治的な人間にはとても見えず、むしろ地位の低い、愚直な実務型の人間であるような印象を与えた。われわれの病棟での観察では、規律正しく、他患とも機会あるごとに交流がみられ、特別な異常行動は認められなかったが、たいていは一人で引きこもっていて、物静かで内省的な性格の人物と思われた。診察場面では、いつも礼儀正しく、にこやかである一方、猜疑心からくる不安で抑うつ的な表情が完全に消えることはなかった。精神病や痴呆にみられる思考・注意力・記憶の障害は、一切認められなかった。知能テストでは、全体に知的活動能力の低下が認められたが、これはむしろ情緒的緊張からくるものと考えられた。

この五〇歳になる男性は、かつては健康で活動的な人間であったものの、十年余りに及ぶ苛酷な拘禁生活から解放されたのちには、その性格がすっかり変わってしまっていたのである。

こうした慢性のうつ状態のほかに、二三例で生活能力の高度な低下を伴う多様な反応性・神経症性障害が認められた。これらのケースは全体的にみると必ずしも慢性のうつ状態とは言い切れなかった。北欧諸国やフランスで一般に「KZ症候群」とか「被移送者の無気力症候群」とか呼ばれているものが、むしろこれに該当すると思われる。この二三例のすべてが、四〜五年以上の拘禁生活を送っていたユダヤ人であった。彼らの大半は、もともとは大家族の一員であったが、彼らのみが生き残る結果となってしまったケースである。多くの者が今日でも、その拘禁生活と家族の死に関連した体験を忘れずにいる。そして、その記憶によって、昼夜を分かたず——夢の中でさえ——いまなお迫害をうけ続けている。

(f) 非合法的な不妊処置の後遺症

最後のケースとして、強制断種をうけた人々について報告する。

われわれの鑑定をうけたケースのすべてが、一九三三年制定の遺伝病子孫予防法に即した優生学的断種にあてはまる者ではなかったことを、はじめに強調しておきたい。また、一九三五年に制定された〝血統保護法および婚姻法〟によっても、ユダヤ人その他の〝血統違いの〟人種であるという理由のみで断種が行われたわけではなかったことも付け加えておく。

何らの法的根拠もなく、ただ強制によって行われた断種は、人間の精神に特別な傷を負わせる。そうした横暴な処置は、たいていは秘密によって守られている人格の最奥部にまで傷をつける。男性にとっても女性にとっても、子供を作ることは本質的に自由意志に属する課題として与えられている。この創造的自由を侵害する不妊手術は、ちょうど年寄りに死ぬまで癒えぬ傷を負わせるのと同じ意味をもつ。それゆえ、すでに母親あるいは父親になっているからといって、不妊手術の影響が少ないなどということはできない。しかしながら、すでに子供のある、より年齢の高い人間と、まだ若い、あるいはこれから先に新しい生命を授かるはずの人間とでは、その意味するところが大きく異なっている点にも、注意を向けておかねばならない（ここではまた、妊娠を再び可能にするための再手術はきわめて成功率が低いこと、いったん断種された人々はそのような手術をほとんど望まないこと、にも注意する必要がある）。

ここで、私の手元にある一つの鑑定例を引用してみたい。〈原注6〉

ヴォルシュタイン夫人は一九四三年（当時はまだ一八歳の未婚の女性であった）に、人種的理由（ジプシー混血）から強制的に不妊手術をうけさせられた。不妊手術の結果現れる身体的影響については、医学的にもよく知られている。一言で言えば、それは受胎不能（したがって妊娠および出産の不能）であり、それ以外には何らの身体的機能も害さないということである（ただし術中・術後に何の合併症もなかったとき)。
いま手元にあるX大学病院婦人科での鑑定記録をみると、この症例における手術の影響が詳しく報告されている。幸いなことにこの報告では、人間が精神的な存在であることも指摘されている。[文献7]すなわち、生殖能力を奪われた女性は劣等感をいだきやすく、元来精神的に不安定な人間にあっては、異常反応や心因性の身体愁訴・障害が起こってもおかしくはない、とある。しかし、深刻な精神病状態が現れるのは、その人間が〝精神病の遺伝負因〟[原注7]をすでにもっている場合に限られる、とも記してある。その結果、この症例は連邦補償法第一五条の規定の適用からはずれる、としてある。

たしかに、この鑑定報告が、人間は単なる身体的な存在ではないという点を顧慮しているのは、少なくとも評価に値するだろう。しかしながら、ここでは遺伝とか体質などの概念があまりにも広い意味で扱われている。そもそも、精神的に不安定な人間や精神病の遺伝負因をもつ人間とは、いったいどのような人間を指すのか？ そのような人間は、決して精神病や精神病質などの限られたグループにだけ属しているのではない。精神的不安定、敏感症、過敏症などの特徴は、広く人間一般の性格あるいは行動特性の中にもともと含まれている。より文化的で学歴の高い人間ほど、むしろ神経症的な興奮やイライラに陥りやすい、とすら言える。

この夫人の場合、深刻な精神病の遺伝負因があると決定できる根拠を、われわれは見出すことができなかった。注意すべきは、次のような二段論法にはまってはならないということである。

すなわち、「ある患者が神経症的であるのは、すでに神経症的な体質をもっているからである」。こうした種類の鑑定報告では、一般に医師が理解するための道具として日常的な医学用語があまりにも便利に使われすぎている。しかし、まさにこのような鑑定にあたっては、それらの用語を一つ一つきちんと吟味する必要がある。

基本的な問題に触れる前に、もう一度この症例の置かれている心理状況の詳細について考えてみたい。心理的にも身体的にも、非常に健康であった一八歳の若い女性が、一回の手術的侵襲によって、女性としての本質を全うすべき機能を奪われてしまった。母親になるという能力が、健康状態が脅かされているとか、明らかに遺伝病の子供が生まれるとかなどの理由からではなく、一つの政治的イデオロギーによって奪われたのである。自分自身が人種妄想の犠牲者にされてしまったとき、だれが精神的なバランスを保って平気でいられるだろうか? いずれにせよ彼女もそのうちの一人であり、それゆえ、われわれはこの症例を異常人格、精神病質、神経症などと単純に診断することはできない。母親になるという、女性としての天与の能力を奪われてしまったのだ、という事実に妥協せよ、などと言う権利は、われわれにはない。彼女は、いまやその人生全体を変えてしまった慢性のうつ状態にある。ひょっとしたら、もっと若い男性と結婚する機会もあったかもしれない(彼女は戦後になって、一二五歳も年上の男と結婚している)。しかし彼女の夫も父親になる能力がある以上、この結婚すら幸運と言うべきなのかもしれない。もしも彼女が断種法の犠牲者になっていなかったとしたら、どんな人生を歩むことができたのか、もはや知りようはない。もともとの素質や能力に相応したキャリアを積むことができたかもしれない。それは分からないが、その可能性を否定することもできない。

ここで基本的かつ重要な問題が生じる。外的にはきわめてはっきりした原因によって生じた、しかしながら精神的な状態としてしか把握できない結果に対して、それを将来も続くと予想される健康被害と認定できるのか、あるいは認定すべきなのか、という問題である。一般の社会保障や、私的な健康保険の通念からすれば、このような被害を認定することはできない。私的健康保険なら、被保険者が精神的な不調で医者にかかっても、その支払いをいっさい拒否するはずである。賠償神経症という怪物が至るところを這い回っていた第一次大戦当時の状況以降、事故による器質的な障害だけが、損害賠償の対象として認定されてきた。

人種的理由から断種処置をうけた人間に対する損害賠償というのは、これまでの基準をもってしては判断することのできない、まったく新しい問題である（その際、とくに人種的理由から、という点を強調しておくべきであろう。健康上の、あるいは優生学上の理由から断種された場合は、別に考慮されるべきである）。この症例の場合は、〝当たり前のこと〟ながら、甚大な傷害を被っている。当たり前と言うのは、その内容が決して当たり前のものではないからである。もちろん、この世の女性が全員母親になる義務を負っているというわけではない。あるいは、この症例のように、妊娠することの恐怖から解放されて、むしろ喜ぶ女性すらいるかもしれない。

とはいえ、ここではやはり一般の社会通念からは距離を置いて考えておきたい。私は、普遍的な人間一般を対象としているわけではなく、あくまでも不幸にして母親になる権利を奪われてしまったW夫人という一人の人間を対象にしている。精神科医として、私はW夫人の陳述から得た内容をもとに、彼女の身に起きていることがらを客観的にではなく、より主観的に考察しなければならない。

被害を被ったW夫人の精神状態は、現在のみならず将来にわたってもなお損傷をうけ続けるであろうことは否定できない。それゆえ、この症例に関する限り、連邦補償法第一四条（第二節第一項の生殖能力の治療と回復に関する規定）を適用すべきである。

しかしながら、私は医師として、この症例の精神的状態がどれほどの就労能力をもっているのかを、ましてはどの程度の確率で就労可能であるのかを――厳密に――判断することはできない。どのようにしてW夫人の被った被害が回復されうるのか（ただし手術によっての回復は困難）、それを医師に判断せよというのは、もともと酷な要求である。にもかかわらず、法律はそのような判断を医師に求めているので、私はあえてこの症例のうけた被害が就労能力の五〇％程度を損傷しているものと判断しておきたい。この判定によって支払われることになる賠償金は、基本的にはあくまでも慰謝料と考えておくべきであろう。また、年金形式の支払いよりも、一回の支払いにするほうが、よりふさわしいように思われる。このようなデリケートな症例に際しては、定期的に支払われる年金を受け取るごとに、かえって自尊心が傷つけられる可能性もなくはないからである。

Ⅲ　鑑定の原則

連邦補償法（BEG）第二八条第一節の規定に基づいて、身体および健康上、明らかな被害を被っている者で、かつその被害が迫害との間に因果関係を有する場合、被害者は補償を請求することができる。また同改正法第三条によれば、迫害以前に存在していた疾病であっても、それが迫害によって悪化した場合には、その程度に応じて補償をうけることができる。さらに、同改正法第四条には、ナチ政権下での暴力行為に起因したことが確実な先天性疾患の場合でも、補償がなされると謳われている。

補償法第二八条第一節に該当する健康被害の有無と程度を最終的に決定するのは、政府の補償実行機関ないしは裁判所であるが、その決定は基本的に医療機関の判定に委ねられているといってよい。

連邦最高裁の最近の判例〈文献8〉によれば、補償義務は、かなりはっきりとした年金神経症のケースであっても適用される、としている。ただし、改正法第三条および第四条に盛り込まれた補償適用の融通性にも助けられて、最高裁の決定にまで判断が持ち込まれるのは、かなり稀なケースとなってきた。

Ⅳ　精神病理学的問題

これまでの章では、ナチ迫害の犠牲者にどのような症状が見られるのか、実際の症例を挙げながら検討を続けてきた。最後に、その結果に対する精神医学的考察を行ってみることにしたい。ここでは、基本的にクレペリン体系にしたがって、症例を診断学的に三つのグループに分類することからはじめる。

(a)器質的原因に基づく精神の異常、あるいはK・シュナイダーのいう身体に原因をもつ精神病
(b)原因不明の精神病（内因性精神病）
(c)上記のaとbに含まれない心因性の精神障害

a、bのグループについては、あらためて説明する必要はないと思う。cに属する疾患については、これを器質的および内因性精神病にあてはまらないという意味でネガティヴに診断してはならないことを付け加えておきたい。われわれはこれを、むしろポジティヴなグループとして診断している。精神病を示唆するような症状――これなしに診断は不可能！――は、はじめから除外した。その意味では、たしかにはじめはネガティヴな診断ではある。しかし、そのうえで、われわれは患者の人格と生活史の側面により重点をおいて、一人一人の患者の体質的特徴や生活史上の特別な出来事や体験に注意を向けた。患者の精神的変化の理由を探り、その理由が見つかる

か見つからないかにかかわらず、あくまでも解釈の可能性を探し求めた。症状と人格および生活史との関連性を見出そうと努めた。医学的診断というものは、つねに証明可能な所見のうえにはじめて成り立つものである。その意味では、われわれの診断は医学的とは言い得ないかもしれない。患者の内的な体験世界のアナロジー的表現にしか過ぎない言動を解釈する場合には、つねに主観的とならざるを得ない。そして、主観的な判断というものは、それが一種の価値判断に陥る危険性があるという理由から、できることならばなるべく避けて通りたい。例えば次のような表現を、われわれは使うことがある。失恋の痛手を克服できない繊細な神経の持ち主に現れた異常体験反応（敏感関係妄想）、社会的に冷遇され傷つけられた性格者にみる内的葛藤反応（心臓神経症）、裁判に敗れた過度の正義感の持ち主に現れた好訴的反応（好訴妄想）、事故を理由に一儲けしようと考えている人間が軽い事故をきっかけに起こした賠償要求反応（賠償神経症）など。

そもそも、われわれの判断の物差しは、平均的・一般的という架空の基準に準拠した日常の経験の中にある。事実、これらの反応を正常の逸脱とみること自体が、われわれのこうした日常的判断に支えられている。社会的に認められなかった人間が、心臓の発作症状を起こすことは一般的に稀である。裁判に負けた者は――〝被害者は金持ちになる！〟という格言どおりのこともあるにせよ――保険会社か裁判所の判断に文句なく妥協するのが通常である。診断は、それが複数の人間のあいだに合意・一致を取り付けるための共通の手段であるという意味では、たしかに有用であり、また必要なものである。しかしながら、前代未聞の出来事が、あらゆる意思決定を不可能にするような不自由さへと人間を追い込んでいるようなとき、これまでのようなありきたりの診断用語にばかり固執することは無意味であろう。フォン・バイヤー〈文献1〉は、この点について示唆に富む発言をしている。「市民権、とくに賠償請求権を前提とする訴訟においては、専門家の発言と結論にはしばしば問題が多い」という彼の見解に、私は完全に同意したい。

以上に挙げたいくつかの例においては、神経症という用語は二重の意味でカッコに入れられている。この用語は、私の辞書からもなくなって久しい。しかしここで問題なのは、用語の定義、診断図式、あるいは疾病概念などではない。ハンス・シュトラウスは、アメリカ合衆国での補償鑑定の経験から、非常に価値のある提言を行っている。一方で彼は、ミュンヘン大学付属病院でのわれわれの鑑定結果の一つに対しても、「神経症とは、日常の困難や危機に対する反応としての逸脱した精神状態をいう」としたわれわれの定義を持ち出して批判している。もっとも、この定義で私は、専門家としての精神科医にとって、一般に神経症とは何を意味しているのかを明らかにし、なぜ多くの被害者の症状が神経症とは判断されなかったのかを、補償機関の人々に理解してほしかったのである。ただし、幸運にも、この点では私とシュトラウスの見解は完全に一致している。シュトラウスも、われわれと同様に、多数の慢性反応性うつ病を観察し、この状態に「根こぎうつ病」(Entwurzelungsdepression)という名称を与えている。また、〝若年の被迫害者にみられる適応・発達障害〟を、特殊なグループとして別個に取り上げている点でも、われわれの見解と何の相違もない。さらにシュトラウスは、被迫害者の中に〝補償に値しないヒステリー反応〟、〝反応性緊張状態〟、あるいは〝強迫神経症および不安神経症〟が含まれている、とも述べている。

しかし、このような一般的な神経症と、われわれの提示した〝慢性反応性うつ病〟および〝精神反応性障害〟とのあいだには、はっきりとした相違がある。この二つの疾病群は、〝疎外反応〟という名称のもとに一括することができるかもしれない。一九三三年（ナチ政権の成立）、あるいは一九三五年（ユダヤ人法）、または一九三九年（開戦）ののちになると、多くの人々、とりわけ反ナチ的立場にあった人々は疎外されていった。彼らの中には、国を棄てていった者もある。また、一九四五年になって収容所から解放された人々にしても、彼らの目の前には、勝手のわからない新しい世界が開けていた。同じことは、終戦とその後の一九四五〜四八年の混乱期をドイツで過ごしたドイツ人たちについても言える。わが国に強制連行されてきていた外国人についても同様であったことは、想像に難くない。つまり強制移送されたり権利を剥奪された非常に多くの人々が、終戦とともに突然すっかり様変わりした世界に、自由の身となって解放されたということである。そもそも彼らは、強制収容されたり奴隷労働に従事させられたりする以前には、いったいどんな生活を送っていたのだろうか？　彼らの大半は、ヴェルフェルの言葉をかりれば、売り子、商人、手工業者、医者、弁護士などの小市民たちであった。一握りの〝大市民〟たちは、適切な時期に他国へと逃れていくことができた。多くは〝消されてしまった〟のである。いずれにせよ、いまや世界から非難される小国となってしまったドイツの国内にひしめく人々は、飢餓と破壊に打ちのめされたこの国で、再び市民としての生活を取り戻そうと苦労している。

不幸な人々は、これまでとは違って自由であるとはいえ、再び（難民）収容所へと収容され、自らの家をみつけることすらできないでいる。自由世界に解放され送還された人々も、戦後のドイツ社会を居心地の良い場所と感じているわけではない。彼ら（ポーランド系ユダヤ人など）にとって、そこは故郷ではないし、しかも戦前のドイツとも違っている。やがて、多くの人々が国外へと移動する機会を活用して他国へと移住していった。彼らの運命についてはシュトラウスが報告している。西ドイツに残った人々も、選挙改革が行われる前までには、闇市を利用して生きるしかなかった。大規模な経済改革のあとになって、ようやく彼らも連邦共和国の経済成長の恩恵にあずかることになった。しかし、その一方で、ポーランドやバルト諸国出身のユダヤ人らは、固有の文化、宗教、言語などを放棄せざるを得なかった。

東部地域から追放されてきたドイツ人たちにも、似たような運命が待ちかまえていた。困難な生活状況の中で、彼らのもともと持っていた生活能力にも限界があった。もちろん、すべての人々が、こうしたひどい状況の中から再出発できなかったというわけではないにせよ。

被迫害者の鑑定に際して、専門家が知るようになったすべての体験を説明するためには、これまでの精神医学はあまりにも語彙不足である。――これはフォン・バイヤーやシュトラウスの見解の主旨でもあるのだが――、人種的、政治的に迫害された人々を鑑定するにあたっては、彼らをこれまでの精神病理学が使用してきた診断の図式にあてはめようとしてはならない。見識ある鑑定者なら、より正確な（新しい）診断に到達しようと努力すべきである。それには、しばしば闘いにも似た労苦を要するであろう。しかし、その一方で、一部の症例に対しては、明確な診断を下すことが不可能であることを認める勇気も必要である。とりわけ、これまで使い古されてきた神経症という概念を、周囲の求めに応じて疑似科学的な診断用語として安易に用いることは非常に危険である。そのようなことをすれば、進行麻痺の事例と同じように、神経症という言葉が、広く社会の中で一人歩きしてゆくことにもなりかねない。

フォン・バイヤーと同様に、私もこれまでの既製の精神医学に決して満足しているわけではない。誰の目にも明らかな「賠償金欲しさの反応」なら話は別であるが、クレッチュマー〈文献9〉と同じく、不透明な心理学の闇へと分け入ってゆくことも辞さない。そのほかに、どんな道があるというのか？　大学病院の助手として、また開業医として、私はこれまでに数千例の鑑定を手がけてきた。それも、ボンヘッファー、ライヒャルト、シュティールらの基本に忠実であるよう心がけてきたつもりである。ミュンヘン大学病院の教授になって以降も、一万例を超す鑑定を直接または間接的に管理してきた。その中で、平時の民間の鑑定にあっても、標準的な診断図式からは零れ落ちるような、次のようなケースもあった。

自分でもトラックを運転する六三歳の引越し屋が、まったく無関係な他人の起こした凄惨な事故の目撃者となってしまった。二人乗りのオートバイが彼のトラックの後ろにぶつかり、二人とも即死したのである。その凄惨な死体の様子を見て、彼は非常なショックをうけた。もはやトラックを運転できる状態にはなかった。この死体の光景は、その後もたえず目の前に浮かんできて、彼の脳裏を離れることはなかった。一、二週間後に、かかりつけ医の紹介で私のもとに治療にきたのだが、効果はなく、治療はまもなく中断せざるを得なくなった。しかし半年後に、もう一度彼を診ることになった。彼が事故の補償請求手続きをとったためである。私は次のように鑑定した。「S氏はこの事故で、その後仕事のための運転ができないほどの非常なショックをうけた。寝てもさめても、死体の光景が脳裏から消えることはなく、かかりつけ医も治療できぬまま、私のもとへと紹介してきた。私は催眠を使って患者の驚愕体験を解消しようと試みたが、結局うまく治療することはできなかった。いま再び患者は私のもとを訪れ、いぜんとして不安体験は解消せず、仕事を続けることができないと訴えている。そのため、車を売り、引越し店も閉めて、できることならもっと簡単な仕事に就きたいと考えている。

つまり、もともと頑健な身体をもち、健康で既往歴のない男性が、驚愕体験を機に不安、恐怖、病的な自信喪失などを伴う持続的な精神異常に陥ったわけである。あらたな事故への病的な不安が強いため、トラックの運転ができなくなってしまったというS氏の陳述は、それゆえこの事故に起因する一つの疾病であると考えなければならない。

このような事故のあとに、身体的な症状を何ら伴わない〝神経症〟が現れた場合、医師の見解は必ずしも統一されているわけではない。第一次大戦後になって、いわゆる補償あるいは年金神経症が大きな問題となったとき、学会の意向は、このようなショック反応はおおむね短期間のうちに消えてしまうことが多いので、これらを真の病気と認定することはできない、という結論に傾いていた。しかしながら、すでに当時から、そうした統一的解釈には、いくつかの学派から反対の意見も出されていた。

この症例は、それまではごく正常な人生を歩んできた者が、事故によってそれを失い、しかも年金をもらう年齢にすでに達しているという点で、とくに注意が必要と思われる。精神という領域には、目に見える客観的な尺度というものは無いのであるから、われわれは常に患者の主観的な陳述に根拠を求めざるを得ない。しかもこれが、これまでは何ら重大な病気なしに、同じような反応を呈したこともない、本来頑健で学歴の低い男性の陳述であることに注意すべきである。もちろん、この症例の不安症状を説明できるような理論というものは未だ無いし、症状は別としても、他の似たような症例を持ち出してアナロジカルに説明することもできない。この男性が、無意識的にせよ、事故によるできるだけ多くの補償を引き出そうとしているがゆえに、〝神経症〟が長引いているとする、いかにももっともらしい説明は、あまりにも単純にすぎる。この症例に関するかぎり、それまではうまくいっていた引越し店をたたんでしまうことに見合うだけの補償を得ることは、どうみても不可能である。したがって、そうした説明は意味をなさないであろう。

そのようなわけで、私は次のような結論をもって鑑定を締めくくりたい。すなわち、S氏は事故の結果被った精神的障害によって、トラック運転手としての職業を、それ以上続けてゆくことができなくなった。一般の労働市場において、彼が事故のために被った就労能力の損失は、五〇%とするのが妥当である。」

被迫害者にみられた慢性化したうつ病と精神反応性障害とを、神経症という集合概念のもとに一括して組み入れてしまうことを躊躇させるものは、何といっても、患者の人生がそれらによって完全に断絶させられている、という見過ごすことのできない事実である。ユダヤ人を劣等で絶滅すべき人種に指定し、あらゆる種類の虐待を伴う長期の拘留下におき、社会的・文化的結び付きから遮断して、家族や故郷を喪失させるという一連の迫害手段は、ごく普通の人間に備わっている人生の意味ある連続性を断ち切るのに十分であった。強制収容とか、肉体的・精神的障害のみならず、すべてがトラウマとしての役割を果たしていた。たしかに多くの戦争捕虜たちも、このような苛酷な運命を耐え忍ばねばならなかった。しかしユダヤ人の場合には、それら戦争捕虜とは決定的に異なる側面をもっていた。すなわち、彼らには、未来の喪失という亡霊が常につきまとっているという点である。あらゆる種類の捕虜も、解放後には再び享受できるであろう自由を期待して生き続けることができる。終身刑や死刑を宣告された人間でさえ、恩赦を希望の光として生きる糧にする。それに対してユダヤ人たちは、ナチズムの勝利が続く日々の中で、もはや最後の希望すら失わざるを得ない状況下に置かれていた。一九四四年七月二十日のヒトラー暗殺未遂事件のあとでさえ、なお数ヶ月間は死の危険にさらされていた！　戦争の最後の数週間になって、ようやくささやかな希望を見出すことができたのである。それでもなお、最後の瞬間に至るまで、権力者は絶滅の意志を変えることはなかった。われわれは、戦争の最終段階に、あの恐怖に充ちた死の行進が行われたことを知っている。

さて、われわれ精神科医が日ごろから拠り所としている精神病理学という学問的基盤にとって、この研究から得られるものとは、いったい何であろうか？　フォン・バイヤーは、いわゆる精神病質者の刑事責任能力の鑑定に関連して、専門家はただ単に公式的な診断を下せば、それで万事ことがすむわけではない、と言っている。同様の批判は、Ｅ・シュトラウス〈文献5〉が二五年も前に表明している。「われわれは世の中の平均的価値観から逸脱している人間を、精神病質者として安易に判定してはならない」。私も、以前から抱いてきた精神病理学に対する自らの批判〈文献10〉を、この場を借りて記しておきたい。

精神病理学は、精神の異常現象を記述し分類する、――あるいは最近の言葉でいえば――それを投企された世界内存在の中に位置づける、幼児期体験の中から導き出す、人間存在の生成の障害として解釈する、純粋に環境によるものとして社会的に説明しようとする、などなどの学問を意味するだけではない。精神病理学とは、大学や研究所において人間の真理を追究しようとするその他の学問と同様に、広義の社会科学の一科目と考えておくべきものである。その目的は、人間の成り立ちを科学的および歴史的に明らかにすること、身体的であると同時に精神的な存在である人間の様態を理解すること、他者との関係および他者に対する態度から生まれる精神的な姿勢を説明すること、——人間が宇宙の中で特別な地位を与えられた存在であるかぎり——自然や歴史の規定を超越してゆこうとする欲求、すなわち、それなしでは人間として生きてゆくことができないようにみえる形而上的欲求とは何か、を探求すること、などにある。

精神病理学とは、結局のところ、一つのひな型では表わすことのできない真理に、真剣に取り組もうとする学問と言える。それだけに、すべての研究者が一致するような高度の普遍性は、かえって真理を圧迫したり、曇らせたりすることがあろう。精神科医が日常診療のための基本的な学問と考えている精神病理学は、それがもっぱら現象とその解釈に基づいている点で、なお非常に不完全なものと言わざるを得ない。心身問題のように、経験論的にはなお未解決の問題も多い。人間が自然の生き物として研究可能であるとしても、新しい自然科学は、また新たな謎を生み出すことであろう。にもかかわらず、われわれが医者として診断し治療しなければならない目の前の患者たちは、その場での判定と決断を求めている。かつての学問も新しい知識も、しばしば助けにはならない。これまで出会ったこともない、まったく新しい問題を前にして、われわれは驚きと困惑を隠せずにいる。

V　統計結果

表1　全体の結果

診断	ユダヤ人 認定	ユダヤ人 否認	思想的・宗教的・政治的被迫害者 認定	思想的・宗教的・政治的被迫害者 否認
脳震盪	二一	—	八	—
脳萎縮	四	—	二	—
発疹チフス				
脳炎の後遺症	一〇	—	—	—
病的ないしは早発性の血管病変	二四	二	八	—
変性疾患	八	二	六	五
発達障害				
思春期	一二	—	—	—
不明	—	一	—	—
分裂病性精神病	—	三	—	—
躁うつ病	一	二	一	二
慢性「反応性うつ病	二八	—	一	—
精神「反応性障害	二三	—	三	—
神経症	—	五	—	一二

神経学的・精神医学的所見なし	—	九	—	五
ジプシー混血で強制不妊の症例	一〇	—	—	—
計	一四一	二四	二九	二四

表2　強制不妊の症例

氏名	断種時の年齢	鑑定時の年齢	迫害当時の職業	備考
H・R	一二	二四	児童	一九五三年結婚、現在別居中
L・K*	一三	三三	学童	現在事務員、未婚
R・M	一六	二八	家事手伝い	一九五三年結婚
W・A	一八	二七	学童	一九五〇年、二五歳年上と結婚
T・E	二六	三八	臨時雇い	一九三三年一五歳で男子を未婚出産、一九三九年その相手と結婚、一九四二年人種的理由から離婚、一九四九年再婚したが家庭はうまくゆかず
H・S	三七	五一	主婦	既婚、断種前に子供二人

R・J	四〇	五一	商人	既婚、断種前に子供二人
R・L	四〇	五一	商人	既婚、子供一二人、うち三人は同様に断種の犠牲者
K・F	四一	五二	バイオリン製造	既婚、断種前に子供五人音楽家
H・P	四二	五二	芸術家、のち行商人	既婚、断種前に子供一人

＊ モロッコ人混血

文献

1 BAEYER, W. v.: Nervenarzt 28, 337 (1957).
2 STRAUSS, H. Nervenarzt 28, 334 (1957).
3 KRAL, V. A.: Amer. J. Psychiat. 108, 158 (1951).
4 BRAUNMÜHL, v.: Alterserkrankungen des Zentralnervensystems. In Handbuch der speziellen pathologischen Anatomie und Histologie, Bd. XIII/1. Berlin-Göttingen-Heidelberg 1957.
5 STRAUS, E.: Geschehnis und Erlebnis. Berlin 1930.
6 MICHEL, M.: Gesundheitsschäden durch Verfolgung und Gefangenschaft und ihre Spätfolgen. Frankfurrt 1955.
7 KOLLE, K.: Dtsch. med. Wschr. 1957, 1436.
8 VENZLAFF, U.: Nervenarzt 28, 415 (1957).

9 Kretschmer, E.: Dtsch. med. Wschr. 1957, 433.
10 Kolle, K.: (a) Nervenarzt 20, 5 (1949). ―― (b). Psychotherapie, Kap. XI. Basel u. New York 1953.

原注

1 カール・ヤスパースの七五歳を記念して。
2 ただし筆者の承諾なく、アメリカのドイツ語雑誌『建設』がこの鑑定内容の一部を公表してしまった。そのためロイクス博士と筆者はミュンヘン地裁に目下賠償を求める申し立てを起こしている。
3 この場を借りてロイクス博士に対し心から御礼申し上げる。
4 一九五七年にはさらに一二五例の鑑定がなされた。
5 以下に述べる患者名はすべて仮名である。
6 以下はこの論文のために簡略化し、文章を推考したもの。
7 ナチ迫害の犠牲者に対する連邦補償法(BEG)は一九五三年九月十八日に施行され、当時の第十五条には「被迫害者が、その身体または健康上少なからぬ損失を被っていた場合、その損失の賠償を申し立てることができる……被迫害者が精神的または肉体的労働能力に持続的損失をきたしていない場合、および今後もそのおそれがないと認められる場合、損害賠償の対象とはならない……」と記されている。

訳注

気脳写(PEG)とは脳髄膜腔に空気を送り込んで撮影するX線診断法である。CTやMRI(核磁気共鳴)などの画像診断法の進んだ現在では用いられなくなった。

二　エドガー・C・トラウトマン「解放一五年後のナチ強制収容所生き残りに関する精神医学的調査」

（Trautman, E.C. : Psychiatrische Untersuchungen an Überlebenden der nationalsozialistischen Vernichtungslager 15 Jahre nach der Befreiung; *Nervenarzt*, 32:12, 545－551, 1961）

第二次大戦中、強制収容所に収容されていた犠牲者に関する心理学的ならびに精神医学的研究については、これまでにも様々な著作が発表されてきた。しかも、それらの著者の一部は、自らが犠牲者の一人だったこともあって、その内容は詳細にわたる（E・V・フランクル、E・デヴィット、E・A・コーエンら）。しかしながら、当時の苛酷な身体的および心理的トラウマが、その後、犠牲者にどのような影響を与えたのかについての研究は少ない。われわれがここで述べようとする、解放一五年後の犠牲者に関する研究も、そうした数少ない研究の一つである。これまでの研究は、主に犠牲者に対する補償の観点から行われてきた。コレやフォン・バイヤー、それにシュトラウスらも、犠牲者の症状と迫害との因果関係の判定にあたっては相当に苦労している。しかし、われわれの研究の最終目的は、補償問題とは別に、純粋に医学的な問題に対して貢献することにある。すなわち、これらの犠牲者たちに見出される様々の症状を、可能な限り一つのまとまった臨床病像に組み入れ、その精神力動学的メカニズムを解明しようとすることであり、その結果を、彼らのより良い理解と治療に役立てることにある。それは物質的な補償の陰に隠れて、これまでほとんど顧みられなかった精神的なケアに、一つの道筋を示すことにもつながるであろう。

今日、生き残りの犠牲者を精神医学的に診断し治療する機会の多い研究者ならば、彼らが、たいていはいつも決まった症状を繰り返し訴えることに気づいているはずである。表面的には、とくに初診の場合、犠牲者の多くは、あらゆる身体的愁訴を伴った慢性うつ病であるかのような印象を与える。たいていは、すでに長い間〝神経症の治療〟や療養の指導や対症療法などを家庭医から施されている。しかし、犠牲者たちが口にする素人的な訴えに深く耳を傾けながら、彼らの精神生活にどのような事態が起こっているのかを追究してゆくと、そこには「強制収容所症候群」(Vernichtungslager-Syndrom)とでも呼ぶべき、きわめて特徴的な精神病理学的現象を見出すことができる。もっとも、そうした深い分析は、犠牲者が示す精神的抑止のために、しばしば大きな抵抗に出会う。患者が自らの思考・感情生活をオープンに語り、それを分析できるようになるためには、かなりの苦労と信頼関係の構築とが必要になる。だが、このような抵抗それ自体も、この症候群にきわめて特徴的な症状の一つなのである。このことについては、またあとで述べる。

トラウマに基づく不安症候群（Das traumatogene Angstsyndrom）

不安状態は、あらゆる訴えの前景に存在している。それは不安を伴う緊張状態のこともあれば、急性の、しばしば重篤なパニック発作として認められることもある。さらに、この不安状態は、特定の連想または幻想を伴って現われることが多い。例えば、道を歩いている患者が、突然だれかに襲われる、殴り殺される、あるいは連行される、という不安に駆られる。または、道路脇の溝に落ちるなどの突発的事故に遇うのでは、という幻想を抱く。幻想は、常にカタストロフ体験と結びついている。患者にとっては、そうした幻想は無意味なものであり、現実には起こり得ないことも十分にわかっている。にもかかわらず、患者はこのような不安を伴う幻想を克服することができないでいる。これらの幻想は、いずれも強迫的な性格をもっており、それに抵抗することができないのである。また、パニック発作は動悸、震え、発汗、うつ状態などの症状となって現れる。

患者の不安は、単に自らの身の上ばかりではなく、配偶者や子供の運命にまで及んでいる。例えば、ある主婦は夫の身に何か起こりはしないかと、仕事から帰る夫をいつも不安に満ちた緊張状態で待ちわびている。もし夫の帰りが遅かったりすると、この不安はパニックにまで昂じることもある。母親は、子供がつねに危険な目に遇いはしないかと気が気ではない。そのため子供を放っておくことができず、道で遊んでいても、たえず目を離すことができない。もし子供が予期しない行動に出たり、母親の不安を呼び起こすような反抗的な態度をとると、興奮して子供を意味も無く叱ったりする。そして、そのような場合には、いつも決まって後悔する。

日中のみならず、夜間でさえ、患者はこのような強迫的な不安に支配されている。そのことは、患者のみる夢の内容によく現れており、また、その夢が新たな不安を引き起こす。一般に、誰か看視者か敵のような人間が現れて、患者を追跡したり、さらったり、襲ったりする。自分がまさにやられようとする瞬間に、叫び声をあげて目を覚ます。体中が震えて助けを呼び、〝汗びっしょり〟になっている。また、日中に自分や家族の身に起こるのではないかと想像している悪い出来事が、実際に起こるような夢をみることもある。ヘルヴェーク・ラルセンは、強制収容所の生き残りの四七％に、こうした悪夢が認められるとしている。患者に、悪夢の内容から連想することを尋ねると、たいていは興奮して、強制収容所で体験した内容が語られることになる。しかしながら、この悪夢の特徴は、過去に体験した具体的な虐待ではなく、襲われることへの無防備さが露呈してくる点にある。さらに特記すべきことは、これらの不安発作が解放直後から現れはじめている点である。すなわち、症状はむしろ、危機的な現実が取り払われたあとになってから出現している。

こうした不安症状の原因が、先天的な素質や幼児期の不安神経症に根ざしているのではないか、と結論づけてしまうことは非常にたやすい。しかし、不安神経症に伴う不安症状は、通常、まったく異なった特徴をもっている。それは外的な危険とは無関係な不安であって、理性を失う、あるいは高所から落下するときのように立脚点を失う、などへの不安である。精神分析学的研究が明らかにしているように、このような不安は、幼児期の無意識的な葛藤に由来する内的な不安と言える。それに対して、強制収容所の生き残りに見られる不安や悪夢は、はっきりとしたトラウマとしての驚愕体験への、身体的・心理的固着に原因をもっている。われわれは、このような不安症状を「トラウマに基づく不安症候群」と考えておくべきである。

悲哀症候群（Das Trauersyndrom）

われわれの患者にしばしば認められる第二の症状群は、様々の心理的悲哀反応である。こうした症状は、上述の不安症状とはまったく関係なく、家族の一部または全部を失ったというトラウマに基づいて現れる。このような反応を、過去に起こったことがらへの単なる固着と考えてはならない。家族全員の喪失という事実は、それが過去の出来事であるにせよ、日常生活の中でその後も常に意識されうる、決して終わることのないトラウマである。それゆえ、急性の悲哀状態も、容易に慢性化しうる。

慢性の悲哀感情は、患者を祭りや行事などの世俗的な楽しみから、いっそう遠ざけることになる。楽しみの感情は、患者にはかえって罪悪感を抱かせるからである。そのため患者の多くは、ひっそりとしたマイペースの生活を営んでいる。例えば、隣人のホームパーティーに招かれるなど、家庭的な団欒や休日の外出などに際して、家族の喪失体験がつらく思い起こされたりする。そうした楽しいはずの催しごとにさいして体験される空虚感が、非常にしばしば重篤な抑うつ反応のきっかけとなる（休日うつ病）。

患者は、同様の体験をしたことがない他人は決して理解できないだろうと思い込んでおり、また他人からは一般に理解されていないと感じているので、心理的には強い孤独感を味わっていることが多い。それゆえ逆に、患者は他人との人間的接触や交際を過度に求めすぎることもある。ある女性患者は、道端で偶然、昔の友人と子供時代以来久々に出会い、友人も自分と同じ目に遇っていたことを知った。彼女は、とうとう〝腹を割って話せる〟人間と巡り合うことができたと言って、大喜びした。ところが、お互いの思い出話をしているうちに、友人の両親は幸運にも生き延びたことを知り、大きな落胆に襲われると同時に、深い抑うつ状態に陥ってしまった。お互いに理解できる相手と巡り会えたという喜びは、大きな失望へと変わってしまったのである。それ以来、患者は二度とこの友人を訪ねようとはしない。

患者たちの多くが、ほとんど毎日のように殺された家族の思い出にふけっている。ただ、そのようなノスタルジックな行為が、ときとしてある種の救いとなって患者を支えていることもある。こうした抑うつ的な思い出は、多くの場合、患者のもっとも身近にいた人物に関してのものである。患者は、かろうじて残っていた写真などを取り出しては、何度も眺めたりしている。写真は、視覚的な思い出を常に提供することによって忘却を不可能にさせる働きをしている。身近な人物に対する患者の想いは、一般に非常に強く保たれているので、通りを歩いているようなときでも、雑踏の中にその人物を見たような錯覚さえ起こることがある。そうした錯覚は、一時的に患者を興奮させる。しかし、それが単なる錯覚であると分かってしまうと、逆に抑うつへとつながってゆく。一部の患者は、父親であれ母親であれ、失った家族がまだどこかに生きていて、ただ再会することができないだけだという、自らの願望に基づく思い込みを抱いたりしている。あるいは、失われた人物が記憶喪失になってどこかをさまよっており、いつの日か奇跡が起こって記憶が甦り、再び自分の前に現れるのではないか、と信じていることもある。

家族を失ったことによる心理反応に付随するもうひとつの症状は、「生き残ったことへの罪悪感」とでも呼べるもので、これも非常にしばしば認められる。〝私は生きている〟という意識が、〝彼らはもう死んでいる〟という思考と真っ向から対立している。生き残った者には、自分だけが助かったという事実こそ、死者に対して運命を共にしなかったという不義理の結果であると感じられやすい。あのとき、母親、父親、兄弟姉妹を助けるために、こうしておけばよかった、あるいは、そうしなければよかった、などの自責の念が、沈んだ頭の中を駆け巡っている。ある女性の患者は、自分が母親の死に責任があるという思いから抜け出すことができず、いまも毎日のように自分を責め続けている。彼女の陳述によれば、一五歳のときに家族とともに親衛隊によって監禁されとき、一人の親衛隊員が彼女にセックスを強要し、言うことをきけば母親は助けてやると約束した。ところが解放後になって判明したことは、自分が家族の中でただ一人の生き残りであるという冷酷な事実であった。そのときになってはじめて、彼女はあのとき言うことを聞かなかった自分に、母親の死の原因があるという妄想的な確信を抱いたのであった。

生き残った者が、死んでいった者との最後の別れの前に、いざこざを起こしていたような場合には、このような罪悪感がとりわけ強くなることがある。生き残った人間の頭には、最後に見た死者の顔がいつまでも自分を責めるようにして浮かんでくるからである。ある女性患者は、逮捕される直前に、偶然にも自分の弟とけんかしていた。そのとき彼女はカッとなって、弟など死んでしまえと思った。それが現実となった今日では、自分があのときそう思ったことが弟の死につながったのではないか、との迷信的な考えから抜け出すことができないでいる。弟のあのときの顔が、いまでも残像としてしっかり焼き付いて離れない。このような、いわれのない自責の念がある一方で、奇妙なことに、加害者に対する憎しみや怒りは完全に抑圧されている。この点については、のちにもう一度ふれる。

家族を失った患者のみる夢は、ほとんどステレオタイプといってよいほど似通った内容のことが多い。それは、日ごろから患者が空想している内容とほぼ一致している。その特徴を一言で言ってしまえば、ある種の「再生夢」と言えるだろう。家族団欒のひとときや、平和な状況の中での一人一人との出会いが夢の中に現れてくる。死者は昔どおりの元気な姿で現れる。しかし、強制収容所の中で最後に見た家族の姿が、病気で弱っていたり、やせ細って惨めであったりした場合は、夢に現れる死者も同じ姿であることが少なくない。自分の弟が、やせこけた姿であるのを遠くから見たのが最後であったという、ある女性患者は、一五年たってこの弟と談笑している夢をみた。夢の中で弟は、はじめ健康で丈夫な姿をしていた。ところが次の瞬間、夢の中で突然〝弟はもう死んだはずだ〟との考えが浮かんだ。すると弟の姿も変化して、魚のような姿になってしまった。弟の体から肉が落ちていき、ついにはほとんど骨と皮だけになった。このように、最後に見た家族の印象は、記憶や夢の中に静止したまま留まっているようにみえる。それは、あたかも映画のフィルムが突然停止して、その像が静止したまま動かなくなってしまったかのようである。

悲哀の感情がこれほど長いあいだ持続しているのは、おそらく、強制収容所での家族喪失体験というものに、一般的な喪失体験にみられるような、やがては克服されて均衡がとれ、次第に社会性を取り戻していく過程が単純に欠如しているためであろう。また、普通なら、まだ生きているほかの家族や友人などから有効な慰めをうけられるのに、そうした人物さえ、すでに失われている場合があまりにも多いせいもあるだろう。いずれにせよ、強制収容所の生き残りにみられる悲哀反応は、日常生活で一般にみられる自然の悲哀とは明らかに異なっていると考えられる。

自律神経症状と脳外傷性症状

自律神経症状は、その背後にある感情的な興奮状態と関連して、しばしば現れてくる。内臓、ことに循環器系統の症状、あるいは自律性運動神経の症状として現れることが多い。これらの症状は、多くの研究者が指摘しているように、精神的な過程の二次的な随伴症状であるから、それらを一つの独立した症状群と考えるのは適当ではない。なかには、患者の訴えの大半が自律神経症状で占められるくらいに、症状が重篤な場合もある。しかし、いずれにせよトラウマに基づく不安症候群と抑うつ的な悲哀気分こそが一次的症状であり、身体的な訴えは二次的なものと考えておくべきである。トラウマに基づく不安症状と悲哀症状に、身体的症状が加わることによって、一つの精神・身体的な病像が完成する。

自律神経失調とある程度の関係があるのは、脳外傷を患っている患者がしばしば訴える頭痛、めまい、易刺激性などの症状である。これらの症状が、精神的な原因に基づいているのか、それとも脳外傷に起因しているのかの鑑別は非常に難しい。また、脳外傷による症状がこれほど長く続くことの原因を、ただちに説明することも現時点では不可能である。さらに、脳外傷の既往に関しても、患者が脳震盪を起こしたあとで逆行性健忘にかかっていたような場合には、きわめてあやふやにしか確かめることができない。脳震盪について何の知識もない患者は、通常、頭を殴られてから（これは収容所でみられたごく一般的な虐待方法）何もわからなくなり、気がついたときには別の場所に運ばれていた、と述べている。収容所では、医師の診察やレントゲンや脳波検査などを期待することはまったくできなかったので、脳外傷の症例を診断するにあたっては、患者がわれわれのもとを訪れた時点での検査所見に頼るしかなかった。それゆえ、これはきわめて不完全な診断であり、多くの症例でなお確定することができずにいることを付言しておきたい。せいぜい、頭痛のほかに何らかの神経学的症状があるか、あるいは頭を殴られたあとから難聴が現れたなどという場合に、かろうじて外傷後脳症候群という診断が的確であると判断される程度にとどまる。

性および結婚生活上の障害

性生活に関する心身の障害は、それをある特定の原因に帰して説明することが非常に困難であることが多い。それゆえここでは、収容所での体験と関係があると思われる性生活上の障害だけに限定して述べるにとどめる。収容所での性的なトラウマの後遺症状は、明らかに女性のほうに多く認められる。これは、男性よりも女性の囚人のほうが、はるかに性的虐待をうける機会が多かったことと関連しているだろう。女性のうけた性的虐待（性行為の強要、レイプ、性器官への人体実験など）は、いずれも心理的・生物学的な自然に反するものであった。一般に強制収容所においては、月経や性的欲求は消失していることがほとんどであった、と言われている。囚人どおしの性的接触は、それ自体がきわめて危険なことであり、多くの場合、単なる願望や空想の中に押しとどめられていた。生き残った女性たちの場合には、セックスがいやおうなしに暴力や不安体験を連想させることになる。そのため、ほかの研究者も指摘していることだが、冷感症が非常に多くみられる。そうした症例は、われわれの印象では、死の脅迫を伴う乱暴なレイプが性の初体験であったようなケースに、とくに多く認められた。重度のセックス恐怖に悩んでいたある女性患者は、一三歳で収容所の労働大隊に組み込まれたとき、親衛隊兵士に目をつけられ、暗がりの中、無理やり近くの小屋に連れ込まれた。兵士は彼女を殴り始めたので、自分はもう殺されるのだろうと思った。しばらくして我にもどったとき、血まみれの自分に気がついた。下腹部に痛みがあり、思わず吐いてしまった。バラックに連れ戻されたあとになって、はじめて自分の身に何が起こったのかを仲間から聞かされた。彼女はいつまでも、性行為のたびごとに、そのときのパニック状況の記憶から自由になれない、という。こうしたセックス恐怖のために、結婚生活でも夫を遠ざけることが多くなり、何とか口実を作ってはセックスを避ける一方、本当のことを打ち明けられぬまま、女性としての自分の役割を果たせないことへの罪悪感だけが膨らんでいった。配偶者に対するこうした疎遠な関係は、一般に、深刻な夫婦げんかの原因ともなり、しばしば離婚や別居にまで発展する。

結婚生活において障害となるのは、これらの性的トラウマ体験ばかりではない。家族を失ったことによる悲哀も、間接的ながら影をおとすことになる。生き残りたちにみられる非常に多くの結婚が、実は心理的な危機状況の結果として成立したものである。収容所でのほとんど唯一の生きる希望は、離ればなれになった家族であったが、解放後に、その消息を求めて故郷に戻ったとき、希望はみごとに打ち砕かれる。――この世にたった一人だけ取り残されたという寄る辺ない孤独感こそ、まさに迫害の最後の一撃と言ってよいだろう。誰かに頼りたいという本能的な欲求は、そのとき打ち勝ち難いほどの強さにまで高まる。昔の交際仲間や同郷の出身者などの中で異性に出会ったりすると、少しでも思い出を交換したいという気持ちもあって、非常に強い連帯意識を抱くようになりやすく、それが稀ならず結婚の理由となる。その他の一般的な要素や動機は、そのような場合には無視されてしまう。その結果、誤った配偶者選択をしてしまい、のちの結婚生活がうまくゆかなくなることは決して少なくない。しかしながら、このような場合には、結婚それ自体がすでに迫害の二次的な副産物であることを十分に認識しておく必要があろう。家族をことごとく失った人間が、偶然みつけた相手と結婚することによって、高度の絶望や、ときには自殺の危険から遠ざかるための希望を手に入れようとするのは、無理もないことだからである。

感情生活と人格構造に関する障害

上述の抑うつ的な感情状態は、患者の性格像をも規定するようになる。抑うつ状態は、一般の精神疾患や、ときに身体疾患にも現れる、ごくありふれた随伴症状であるが、生き残りの患者においては、それがトラウマ体験によって惹起され、しかも非常に長期にわたって続くところに特徴がある。この場合の抑うつは、体質的に規定された感情因子や患者の元来の性格に基づいたものとは決して言えない。大多数の患者は、昔の自分は今とは全然違っていた、明るく生き生きしていた、と述べる。そのことは、患者の友人などの証言からも裏付けられる。

一般に抑うつ症状は、自然の、意識レベルでの現実的対象への反応であると考えられているが、われわれの患者にみられる抑うつは、一般のそれとは異なって、無意識に根ざした、より難解な情緒的特質をもっているようにみえる。われわれは普通、当時の加害者に対する憎しみや復讐の気持ちが、精神的不調に比例して強いだろうし、虐待した人物の顔や名前もしっかりと記憶に焼き付いているだろうと考えがちである。しかしながら、すでに述べたように、実際にはまったく逆であることが多い。少なくとも私自身は、患者からそのような非難や憎しみの言葉を一度も聞いたことがない。当時の加害者に関する質問に対して、患者たちは一様に感情が麻痺していて何の関心も示すことがない。これはまことに驚くべきことである。加害者の顔も名前も、患者の記憶からは、しばしば完全に抜け落ちている。虐待をうけたという事実は、人間の手によってなされたというよりも、匿名的な権力や自然の災害によって引き起こされたかのようにうけとめられている場合が圧倒的に多い。これは疑いもなく、かつての生命の危険と自己保存本能との激しい葛藤にさらされていた強制収容所において、すでにはじまっていた一種の感情鈍麻が、解放後の今日に至るまでなお継続していることを示している。このような過去の被害に対する無関心さとは対照的に、現在患者の周囲にいる人間に対しては、不安を伴う強い不信感が向けられる。ある種の妄想的態度が、おびえにつながることもある。好意的な慰めも、ときには自分が見下されているとの誤解につながる。殻に閉じこもっている患者の心を開こうとして、誰かが自らの失敗や無能さを卑下して語ったりすると、患者はむしろ自分が非難されたと誤解して、ますます社会から身を閉ざしてしまう。このような現象は、すでに述べた罪悪感やマゾヒズム的な自己否定感情と一定の共通点をもつように思われる。その際、本来憎むべき相手に対する攻撃感情は抑圧されており、一方でその感情が自分自身や無害な罪もない他人へと転化されている。われわれはこれを、感情転化（Affektverschiebung）と呼んでおきたい。

患者は、外界に対してばかりではなく、自分自身に対しても、歪んだ態度をとっていることが多い。通常、患者は自らを弱い人間であると考えている。繰り返し襲ってくる身体症状を伴う不安やパニックに悩まされているうち、病気も自らの性格の一部に備わった弱さの結果と思い込むようになる。強制収容所における奴隷的な体験が、患者の自己評価の低さや恥の感情と密接に結びついている。患者の自我意識は、強制収容所でうけた数々の屈辱と、動物的レベルにまで貶められた生活体験とに、いまなお病的に固着しているようにみえる。そのもっともシンボリックな印は、患者の腕に今も残されている囚人番号の入れ墨であろう。医師が患者を精神医学的に深く分析しようとするときに出会う恥の感情や抑うつ的興奮などの抵抗も、こうした心理的背景から現れる。

自我意識の異常は、とりわけ一三〜一五歳の年齢で正常な生活を奪われてしまったケースで顕著に認められる。学童期に別れを告げ、性的にも社会的にも大人の問題に立ち向かうべき思春期の人格発展が、そうした症例では突然断ち切られている。人格発展の可能性が奪われたばかりではなく、さらに自己および人間社会に対する極端に異常な映像が与えられてしまったという、とり返しのつかない体験が、その原因に挙げられるだろう。現在三一歳になる、ある男性患者は、一四歳のときアウシュヴィッツに送られ、そこで家族全員を失った。患者自身は、急性の肺結核になりながら、なんとか生き延びることができた。解放後の五年間、彼は孤独で内向的な性格をひきずりながら、ヨーロッパ各国の病院やサナトリウムを目的もなく渡り歩いた。一九五〇年、アメリカ合衆国へ移り住んだのちも、町から町へと移り、どこにも親しい友人を見出せず、安住の地を得ることはできなかった。誰かと友情を結ぼうとか、女性と愛情関係を作ろうとかの積極的努力をすることもなかった。診察のとき、彼が最大の問題であるとしたのは、異性に対する自分の態度であった。相手が自分を拒絶するかもしれないという不安から、あえて女性には近づかないというのである。もし女性に話しかけようとすると、決まって、相手は自分などに興味はないに違いない、自分はまだ子供で家族すらもったことはないのだから、という強迫観念がわいてくる。それでも、仮に女性のほうから話しかけてこられたりすると、今度はまるで赤ん坊のように完全に相手に依存してしまうのではないか、という恐怖感にとらわれ、二度とその女性には会えなくなってしまう。こうして患者は、自分の要求と不安とのあいだに生まれる葛藤にたえず悩まされることになる。患者の言葉をかりれば、「自分がほしいのは、自分を完全に受け容れてくれる女性です。しかし、そうなると相手は夫ではなく子供を抱えることになります」というわけである。このような考えは昼夜の別なく患者の頭を支配しているため、仕事に集中することもできず、かといって、そうした相手がついには現れるのではないかという、究極の夢を捨てることもできない。この患者が抱えている問題は明らかである。すなわち、葛藤の根底にあるのは、自分が子供として生まれ、いつも安心することのできる環境を提供し続けてくれた母親や家族を再び求めようとする欲求である。精神分析的に言えば、患者は現在とっているような異性への態度によって、過去に断ち切られてしまった子供時代の自分を継続しようとする無意識的衝動につき動かされている。だが、一度断ち切られた成長の可能性は、いまも現実への適応を困難なものにしている。一般の大人が普通に感じ、考え、行動するようになるためには、失われた患者の思春期の成長をもう一度どこかで取り戻す以外に、有効な方法はないのかもしれない。

強制収容所の生き残りにみられる外傷性神経症の構造

トラウマに基づく直接的な症状を明確に記述するために、トラウマとは間接的にしか関連しない神経症症状については、これまで言及をさけてきた。ここでは、トラウマによる精神的・身体的障害と、患者のおかれた社会的状況とが絡み合って生じる二次的な精神症状について述べてみたい。そのような症状は、これまでにも外傷神経症の症状として多くの研究者によって記述されてきた（ボンヘーファー、ライヒェルト、シュティール、クライスト）。一般に、神経症にみられる特殊な症状の多くは、環境的な因子によって規定されると言われるが、外傷神経症の場合、例えば、里子に出された障害者が体験する不安や不確実感などが特有の症状の原因になるとされる。こうした社会的神経症においては、情緒的・社会的安定感を求めようとする本能的欲求がその背後にあると言われる。

われわれの患者についても、その神経症的・ヒステリー的症状には、多数のヴァリエーションや状況的な修飾が存在している。しかしながら、これらの症状を精神分析的にみると、それは大きく二つのグループに分けられるように思える。第一のグループは、症状それ自体が患者に多くの社会的困難を強要する性質のものからなる。すなわち、不確実感、自信喪失、仕事上の集中困難とそれに伴う仕事からの逃避、極度の易疲労性、批判や非難に対する恐れや過敏性、などである。これに対して第二のグループは、症状が患者の自己防衛に役立っているものからなる。社会的接触の回避や引きこもり、特定の状況下でみられる障害の強調や演技（疾病への防衛的逃避）、危機的状況下での本能的・無意識的ないしは半意識的なヒステリー反応（E・クレッチュマー）、生活を脅かすような権威に対する不安（年金の剥奪など）、しばしば意識的な詐病による自己防衛的行動、などがこれに属する。このように分類してみると、われわれの患者の病像も、外傷神経症のケースとまったく同様に、心理学的にはかなり明瞭な構造をもっていることがわかる。これらの神経症症状に正しく意味のある分類を与えようとするのなら、つねに次のような問題提起がなされていなければならない。すなわち、患者が恐れている（恐れたいと思っているのではなく）不確実感の根底にあるものは何か、患者が本能的に回避しようとする不安を生む環境的な因子とは何であるのか、という問題である。

外傷神経症については、一般にその症状ばかりに焦点が当てられてきたのに対して、患者に影響を与える個々の環境因子に関する研究は、いまだ少ない。それでも最近の精神衛生学的研究は、個々の患者を取り巻く環境因子の分析によって、一人一人の予後や治療効果の違いを明らかにしようとする点で、特別な重要性をもつようになった（F・パンゼ、F・アレキサンダー、K・ホーナイら）。強制収容所の生き残りに関する環境因子の分析も、こうした研究にとってきわめて重要な知見をもたらすであろう。生き残りの症例を取り巻く環境は、これまでの外傷神経症で観察されてきたそれとは非常に異なっているからである。その違いを明確にするために、ここでは強制収容所の生き残りと戦争による外傷神経症者を取り巻く環境の違いを比較して述べておきたい。

一般に、戦傷を負った兵士たちが直面する生活上の様々の不安や不確実感は、どの国家においても昔からよく理解されてきたことである。それゆえ、犠牲者は負傷して帰還すると同時に、再適応するためのあらゆる援助を与えられる。公的な援助、祖国による叙勲、故郷からの恩給などがそれである。ただし、帰還した兵士をもっとも勇気づけるのは、何と言っても再び家族のもとへと受け容れられたいという長年の熱い希望がかなえられることであろう。負傷兵が何の不安もなく快適に過ごすことのできる避難場所として、もっとも適切で信頼がおけるのは、通常、自らの家庭以外にはない。多くの負傷兵たちが神経症に陥らずにすむのも、家族の援助があればこそ、と言える。

これに対して、強制収容所の生き残りが抱える社会的な問題は、このような戦傷者の場合と大きく異なっていることがただちにわかるだろう。強制収容所の生き残りたちは、決して同じような意味での帰還者とは言えない。むしろ、その逆である。彼らには、故郷も祖国の保護もない。土地や財産すらも残されてはいない。それにもまして、安心のできる家庭というものが無い。そこに待ちうけているのは、空虚な孤独だけである。避難所となるべき場所は、完全に無と化している。多くの患者が訴えることは、「もし家族さえ残されていれば、様々の困難もずっと簡単に克服できたはずだ」というものである。家族の喪失がいかに衝撃的な作用をもっているのかについては、アメリカの戦略爆撃調査の結果が公表されたことで、いっそう明らかとなった。アメリカ空軍がドイツの都市に爆撃を加えたことによって引き起こされた最も悲惨な影響は、空襲で家族成員を失った人々に現れた。H・パウルとV・フランクルも、家族の喪失に関する悩みこそ心理的にもっとも深刻な後遺症を残す原因となる、としている。強制収容所の生き残りたちが、解放後まったく言葉のわからぬ国で、かつての地位も故郷も失ったまま、自分の生活はおろか、すべてを一から立て直すことを迫られているようなとき、これまでの精神医学的研究は、その心理を理解するには、あまりにも不十分なものでしかなかったと言えるだろう。そもそも、そうした研究すら、これまでにほとんど行われていないのである。われわれは今、まったく新しい社会病理学的問題に直面している、と言わざるを得ない。われわれにできることは、少なくとも患者の不安をよく理解し、外傷神経症の不可欠の要因となっているこの不安の役割を多少なりとも軽減する方法を考えることである。もはや、かつての欲動理論や古い素因説や、あるいは精神神経症の疾病逃避学説などによってだけ、彼らの神経症症状を説明することはできない。

強制収容所症候群の全体的病像を、その構造に即してまとめてみるのなら、大きく三つの症状グループに分類することができるだろう。すなわち、トラウマに基づく不安症候群、悲哀症候群、感情および自我意識の障害、の三つである。これらが基本となって、二次的には、すでに述べたような心身症状や慢性のうつ病が派生してくる。また、一部には、社会生活上の障害から外傷神経症の症状が現れてくることになる。

強制収容所症候群の精神療法

精神的な外傷を負った患者の治療、つまりトラウマに基づく不安症候群に対する特別な治療方法を、われわれはいまだ手に入れてない。第二次大戦中の戦場では、たしかに急性のストレス反応を呈した兵士に様々の治療法が試みられ、兵士たちが社会的な神経症へと陥るのを防ぐことができた。心理的応急療法（メルロー）、時間をかけた初回面接法（カーディナー、シュピーゲル）、催眠カタルシス（アレキサンダー、フレンチ）などの方法は、兵士たちを再び戦闘可能な状態にまで回復させるほどの効果を示した。しかしながら、われわれの症例のように、トラウマによる症状が社会的神経症的反応によってすでに覆われている場合には、病像全体のどの部分から治療をはじめるべきであるのか、という疑問が生じる。神経症的反応は、あくまでも表面的なものであって、その基底にあるトラウマ性の疾患が症状を支えている以上、治療はやはり基礎になっている一次的病態に、まず向けられるべきではなかろうか。

強制収容所症候群の治療にあたっては、やはりこの原則から出発すべきだと思う。それゆえ、あくまでも不安症候群の精神療法を第一に考えてみることにしたい。その場合、繰り返し現れる不安発作や悪夢などの症状は、ひとつの生理的な自己治癒の過程であると理解しておきたい。したがって、治療に際してはまず、このような自然の過程を可能な限り支持することを勧める。患者は自分のみた悪夢、不安症状、不安のもとになっている記憶などについて繰り返し話す必要がある。過去の体験は、それを語ることによって再び現在の体験となる。強制収容所においては抑圧せざるを得なかった不安や感情的反応も、治療を続けるうちにもう一度甦ってくる。治療の場は、そうした感情を明瞭な意識のもとで冷静に検討する機会を与える。感情が甦ることによって、患者は泣いたり、落ち込んだり、ひどい興奮状態に陥ることがある。それが、一時的な不眠やうつ状態や自殺傾向につながることもある。しかし、やがて興奮は次第におさまってくる。そのうち、今度は患者の側に、自分の体験した不安についてもっと詳しく話してみたいという気持ちが強くなってゆく。こうなってくると、不安発作や悪夢は次第に減少しはじめる。患者の心に積極性が芽生えて、新しい仕事を探しはじめたり、社会の中に入ってゆこうとする意欲が出てきたりする。もしも患者が、現実に直面している問題について話をしはじめたり、それに対して助言を求めたりするようになったときには、それはきわめて良好なサインであると考える必要がある（子育ての難しさ、結婚問題、その他の対人関係上の問題など）。このような段階に達してしまうと、不安症候群に対する最初の治療は、ほぼ終結したと言ってよい。こうした精神療法における重要な因子は、抑圧されていた感情をもう一度解放させること、および、その感情と結びついていた過去のトラウマ体験に無理の無い状況で対決させること、の二点である。

トラウマに基づく不安症候群が消失したのちには、社会的な不安・不確実感とそれに伴う神経症的反応の程度も自ずと弱まってゆく。患者の社会適応に関する様々な困難も、環境療法上の助言、神経症の成立についての心理学的な説明、適切な励ましなどによって次第に克服されることになる。しかしながら、このような治療過程は、人格の発達が小児期に途絶えてしまったようなケースでは非常に難しい。正常な対人関係を結んで、それを発展させてゆくための治療的前提が欠如しているからである。また、家族を失った症例に対する心理的・社会的なフォローも決して容易ではない。家族喪失に伴う精神的外傷は長期にわたって持続する。そのような場合、患者の人生に新しい価値を提供する実存的・哲学的な精神療法が、一部で有効なこともあるだろう。

トラウマに基づく症状や社会的神経症による諸症状が消褪したあとには、患者の元来の性格がはっきりと表面に現れてくる。いくつかの症例では、トラウマ体験とは無関係な、小児期からの不安あるいは強迫神経症症状が顔を出すこともある。しかし、こうした症状に対する治療までを論じることは、本論の範囲を超えている。本論の目的は、強制収容所の生き残りにみられる特殊な精神症状を臨床的に記述すること、その病理を精神医学的、生物学的、社会学的に考察すること、およびそれらに対する有効な精神療法を提言することにある。ただし、有効な精神療法が存在するにしても、ほとんどの患者たちが、それをうけるための経済的な援助を必要としている点は強調しておかねばならない。そうした援助なしには、多くの患者が治療の可能性自体を失ってしまうからである。

文献

ADELSBERGER : Schweiz. Z. Psychol. u. Auswert. 6 (1947).
ALEXANDER, F. : Psychosomatische Medizin. Berlin : W. de Gruyter & Co. 1957.
BAEYER, W. v. : Nervenarzt 28, 337 (1957).
COHEN, E. A. : Human behavior in the concentration camp. London 1954.
ELIASBERG, W. : Psychotherapie 1, 253 (1927).
EWALD, G. : Der biologisch-anthropologische Aufbau der Persönlichkeit. Stuttgart : Georg Thieme 1959.
FRANKL, E. V. : Ein Psychologe erlebt das Konzentrationslager. Wien : Franz Deuticke 1946.

FREUD, S. : Collected Papers, vol. 6, p.152. London : Hogarth Press 1934.
FRIEDMAN, P. : The road back for DPs. Commentary VI No6. 1948.
GOLDSTEIN, KURT : Psychosom. Med. 5, 376 (1943).
GRINKER, R. R., and J. P. SPIEGEL : Men under stress. New York : Blackeston 1945.
HELWEG-LARSEN, P., H. HOFFMEYER and D. KIELER : Famine disease in german concentration camps. Copenhagen : E. Munksgard 1952.
HENSIG, W. : Kriegsgefangenschaft und Heimkehr. Stuttgart 1948.
KARDINER, A. : Traumatic neurosis of war. Americ. Handbook of Psychiatry. New York 1959.
KARDINER, A., and H. SPIEGEL : War stress and neurotic illness. New York and London 1947.
KLUGE, E. : Nervenarzt 29, 462 (1958).
KOLLE, K. : Nervenarzt 29, 148 (1958).
KRETSCHMER, E. : Hysterie, Reflex und Instinkt. Stuttgart : Georg Thieme 1958.
MEERLOO, J. A. M. : Amer. J. Psychother. 10, 117 (1956).
PAUL, H. : Kriegsgefangenschaft. Handbuch der Neurosenlehre und Psychotherapie, Bd. IV, S. 708. München u. Berlin : Urban & Schwarzenberg 1959.
PANSE, F. : Angst und Schreck. Stuttgart : Georg Thieme 1952
STRAUSS, H. : Nervenarzt 28, 344 (1957).
U.S. Strategic Bombing Survey : The effect of strategic bombing on german morale. Washington 1947.
WECHSLER, J. S. : A textbook of clinical neurology. Philadelphia and London 1958.

WIND, E. DE : Folia psychiatrica, neurologica et neurochirurgica neederlanndica. 1949.

WINKLER, E. G. : J. soc. Ther. 5, 554 (1959).

三　ハインツ・ヘンゼラー「迫害による後遺障害の判定に関する今日の見解」

（Heinz Henseler: Zum gegenwärtigen Stand der Beurteilung erlebnisbedingter Spätschäden nach Verfolgung, Nervenarzt, 36:333－338, 1965）

ここ十年来というもの、鑑定の現場では、迫害による後遺障害を訴える症例が、数の上からも、また理論の上からも、次第にその重要度を増してきている。歴史的にみるのなら、それは第一次大戦のさなかとその後にみられた現象の再現であるかのような印象を与える。すなわち、賠償神経症の流行という現象である。この現象は、一九二六年九月二十四日に下された国家保険局に対する上告審判決によって、次第に終息へと向かった。この判決によって、神経症は補償の対象外であることがはっきりとしたからである。破局的な体験をきっかけとする異常反応は、成人の場合、「補償欲求」（ボンヘーファー）の現れであって、反応の原因となった出来事のせいではない、という説が当時は一般に信じられていた。

つまり、成人の場合に限っては、体験によって無制限の精神的影響を被るということはありえないとの説が大原則とされていた。「いかなる人間も他人を神経症にすることはできない」というわけである。鑑定現場では、患者の訴えが神経症と診断されると、補償の義務はただちに不要であるという判定が下されていた。

事実、神経症の患者が挙げた病気の原因が、実際にはかなりの負荷であった場合でも、それが真の原因ではなかったことが判明したケースさえある。一般に破局的な体験であったとされている先の大戦の窮乏期においてさえ、J・ヒルシュマン、J・M・マイヤー、W・メンデらによる統計に示されているとおり、ドイツにおける神経症の数は決して増大しているわけではない。

ところが、一九五二年（ヴァイトブレヒト、ヴィルデ）以来、とりわけ一九五四年のコペンハーゲン学会（ドレフュス、ヘルマン、ミヘル、タルグロヴァ、ティグセンら）以来、それまでごく大雑把に判定されてきた体験反応の診断を見直し、精神的負荷が成人に及ぼす影響についてもういちど見直そうとする声が次第に増えはじめてきた。そのきっかけとなったのは、特定の体験が慢性の健康障害の原因であると判定された一群の人々――いわゆる年金神経症に類似の人々――の存在である。ただし、そこで持ち出された体験というものが、その種類と程度において、過去には例のない信じがたいほどのものであったという点が強調された。それらは、いうまでもなく迫害を被ったユダヤ人たちの苦痛に満ちた体験や、故郷を追われた老人たちが隔離されていた強制収容所において、身体的および精神的な虐待をうけたとか、あるいは、戦争捕虜が長年にわたって強制労働に駆り立てられたなどなどの体験を意味している。

そうした人々の体験は、――多くの研究者が一致して考えていることだが――疑いもなく、かっては異常体験反応に含められていたもののひとつにすぎない。また、被ったとされる被害の症状が、補償目的の反応にすぎなかった例も実際にあったと言われる。さらには、——これについては研究者によって異論はあるものの——同じ迫害をうけた人々であっても、何らの後遺障害を残さずにすんでいる者もいる。しかし一方では、迫害の体験と後遺症とのあいだに明らかな因果関係が認められるようなケースもあると言われる。

これらさまざまの観察や経験の不一致は、ほどなくして法の場で統一的な決着を迎えることになった。先に触れたかつての上告審判決がくつがえされて、一九五六年二月二十九日の連邦裁判所で、迫害をうけた結果としての後遺症状には、原則として精神症状も含まれるとの決定がなされたのである。ただし、年金神経症の診断名はやはり「補償欲求」の現れであるとして、補償の対象からは除かれることになっている（この判例については、さらにボーデヒテル、ドゥービッチャー、ヒルト、パンゼ、シュテーリングの興味ある文献を参照のこと）。

こうした裁判所の決定の結果、鑑定の現場には新たな問題がもちこまれることとなった。すなわち、補償義務に値する異常な体験に起因する後遺障害とはいったい何であって、われわれはいかにしてそれを判定するのか？　という問題である。

したがって以下においては、体験に起因する後遺障害を補償の対象と判定するには、どのような基準があって、それが病因論的にどう説明され、また疾病学的にどのように位置づけられるのかを、これまでの文献のなかから探ってゆくことにしたい。こうした試みの裏には、そのつどの病像がもつ原因と成立機転を短時間のうちに診断してゆかねばならないという、鑑定者が直面する実際上の困難にこたえたい願いもこめられている。実際の症例を鑑定してゆくうえで、判断を誤らせる基本的な要因についてはマトゥセックが指摘している。彼によれば、症状というものは鑑定の状況に応じてさまざまに変化しうるものであり、鑑定者の疾病認識や、鑑定者を助けようとする患者側の心理によって多大な影響をうけることになる。負荷の程度にも個人差があって、年齢、性別、職業、知能程度、性格などによって主観的に大きな差違があるため、一概には客観的な尺度を設けにくい。破局的な体験には、しばしばいろいろな病因的意味が与えられやすい一方で、補償を求めようとする患者側の逼迫した心理は、まったく無視されていることが多い。——こうした意識的かつ多少なりとも無意識的・感情的な先入観の数々を考慮に入れるなら、鑑定者は少なくとも、鑑定に際しての大雑把な基準となる見取り図を手にしておくことが必要であると思われる。

1　病因論

負荷となった体験と、その体験による後遺障害との間に、法的に適切な因果関係を認定するためには、その体験が過去におけるあらゆる負荷よりも、その程度において優っていることを確認する必要がある。どの研究者も同じように指摘していることだが、コレは次のような定義づけを行っている。すなわち「反応を引き起こすきっかけとその程度とのあいだにまったく不釣合がみられないような強烈な驚愕体験にさらされていること」。もっともフォン・バイヤーは、出来事や体験の程度のみならず、迫害にさらされた人間がそれ以前にはどのような状況にあったのか、という点にも注意を向けるべきであると指摘している。強制収容所や戦争捕虜収容所における体験、あるいは戦後になって故郷を追われた人々が被った非人間的なテロリズムは——しばしば比較される最前線の兵士や空襲をうけた市民のそれと同様に——決して個人に限局された破局体験であったとはいえない。その後も彼らは、社会への再適応に長い時間を必要とし、人間としての尊厳を勝ち取るための多大の努力を払わねばならなかった。

「彼らは長い間、希望の光もないまま、しばしば確実な死という目前に迫った危険にさらされ、尊厳や権利を完全に奪われ、人間としての存在を絶対的に否定されていた。」

政治的な信念や確固たる信条をもっていた人間は、そこから意味を汲み出すことができただけ幸いであったといえる。しかしながらヴェンツラフが述べているように、人間としての存在価値の核心を否定され、社会の秩序から切り離されて、その孤立の中で想像を絶する驚愕体験にさらされた人種的理由による被迫害者には、そのような利点は与えられていなかった。フォン・バイヤーは「歴史的・社会的な実存の否定」という言い方をしている。マトゥセックはとりわけ孤立の意味に着目して、解放後にもこの孤立は持続していたと指摘している。「強制収容所の囚人たちは、ある意味でいまも強制収容所にいる！」というわけである。ヴァイトブレヒト、コレ、およびシュトラウスは、〝根こぎ（Entwurzelung）〟という概念を決定的な要因であるとみなした。シュトラウスによれば、根こぎは通常、非特異的な体験ではあるが、それが長期間にわたる権利の喪失と不確実さの状況を伴って体験されることにより、特異的・外傷的な性格をもった体験となる。

根こぎと孤立の体験は、多くの場合、解放後においても非可逆的に残存することが証明された。アイスラーは、強制収容所の囚人だった人々が、アメリカ合衆国への移民許可を長い間待ち望んでいた場合に体験する失望感に注目している。彼らはアメリカという新天地を理想化していたものの、それは結局のところ、それまでと同様の世界であったことに気づく。また、被迫害者が補償手続きを行おうとするさいに体験する恥辱感についても言及している。さしあたり彼らは、原則的に詐病者や好訴的人物であるとみなされることが多い。

このような被迫害者たちのグループには、近年にいたって文献上さらに多くの人々が名を連ねるようになった。当初問題とされていたのは、明らかな強制収容所の体験者か老人の根こぎ体験にかぎられていた。一九六三年になって、ヴェンツラフは、裁判などで有罪を宣告された有名人や、年老いた移民者や、長期にわたって不法に監禁されていた人々にみられた〝体験反応性の人格変化〟を記述した。ミュールベッヒャーは、〝戦争犯罪人〟との判決を下されて長期の自由刑に処せられた捕虜たちが呈する〝拘禁症候群（Zwangsjackensyndrom）〟について報告している。ヴェンツラフとパンゼは、このような場合にも、その体験が慢性の障害を引き起こす原因になり得るとする。

2　頻度

以上に述べたような負荷によって心理的な後遺障害が現れてくるような症例の数は、ほとんどの研究者たちが、決して多くはないと指摘している。フォン・バイヤー、ヘフナー、およびキスカーは、正確な数を割り出すことは方法論的に不可能であるとしている。なぜなら、こうした症例の数は、実際上あくまでも鑑定をうけにきた人々のそれであって、その他の健康なままの人々や障害があっても治ってしまった人々の数は不明であり、両者を比較することなどはもとより不可能だからである。マトゥセック（一九六一年）は、彼の診た一二三〇例中、何らの後遺障害もないままに強制収容所体験を克服した者は一例もなかった、と述べているが、それならば、われわれはバイヤー、ヘフナー、キスカーと同様に、その障害の程度がどれほどのものであったのかという問いを発してみたい。身体および健康上の障害に対する補償を申請し、ハイデルベルク大学精神科で鑑定をうけた五〇〇人のうち、年金による補償の対象と決定された者の数は、かろうじてその三分の一（三八％）程度に過ぎなかった。このことは、全症例の三八％だけが、一九四五年以降に生活能力の二五％以上を迫害によって失ったと判定されたことを意味している。

3 臨床

体験反応からくる後遺障害の臨床像として、すべての研究者が一致して挙げているのは、慢性・抑うつ症候群である。しかもヘルマンは、〝ほとんど写真のように似通っている〟という表現で、その類似性を指摘している。それは、感情失禁、急激な興奮性、集中困難、知的能力の低下などを伴う、不機嫌で抑うつ的な基底気分のことである。――タルグロアをはじめとするフランスの研究者たちは、一九五四年のコペンハーゲン学会で〝被迫害者の無気力症候群〟という呼び方を提案している。この症候群は、特徴的な運動、知能、自律神経の症状を伴う神経衰弱症であり、精神衰弱や心気症反応に伴う抑うつ症状がそれに付け加わることになる。どの症状が強調されるかによって、興奮型、心気症型、あるいは早期老化型、〝過度の発作性の記憶昂進〟型などが区別される。特徴的なのは、八年間にもおよぶ潜伏期間が観察されていることである（すなわち一九五三年になってはじめて発症したケースがある）。

シュトラウスは、〝慢性・反応性うつ病〟という概念を一つの疾患単位として、これに〝根こぎうつ病（Entwurzelungsdepression）〟という名称を与えた。その特徴は、不穏、不安、多彩な心身症症状などを伴っている点にある。――コレは、被迫害者の呈する臨床症状を、迫害をうけた当時の年齢の違いによって、大きく二つのグループに分けた。迫害当時六～一七歳であった者には、その三分の二に内分泌症状が認められ、精神的にも〝心理的な発達の遅れ〟がみられた。すなわち、引きこもり、無気力、ときには反社会的な言動も珍しくないという。これに対して、より高齢であった者では、慢性・反応性うつ病あるいは多様な精神反応性症状の形をとった〝周期的な心理的危機〟を呈することが多かった。

ベンスハイムは、迫害当時の年齢の違いに加えて、迫害の種類によっても、その後遺症に差がみられるとしている。彼は〝尊厳を奪われた者にみられる神経症〟と、〝絶滅政策の犠牲者にみられる神経症〟とを区別する。前者は、一九三三／三四年に突然市民権を剥奪され強制収容所に入れられたことによって〝人格の断裂〟を経験した人々であり、その後遺症状は、無感動・抑うつによって特徴づけられる。後者は、いわゆる絶滅作戦の生き残りであって、さらに次の四つのタイプに分類される。a 迫害当時六～一二歳であった者で、原始反応の症状を呈しやすい人格発達の遅れたタイプ、b 迫害当時一二～二〇歳であった者で、自律神経・内分泌症状を伴う人格発達の遅れたタイプ、c 迫害当時二〇～三〇歳で、抑うつ的色彩をもつ不安状態、あるいは過補償として了解のできる反社会性を呈するタイプ、d 迫害当時三〇～四〇歳で、不安・妄想的色彩を伴う慢性うつ病に陥っている者。

ヴェンツラフも、一九六三年に、迫害の種類に基づく分類を提示している。それによれば、a それまでは有名であった人物が、長期にわたってその地位を奪われていたような場合には、無感動・抑うつ的な基底気分、過剰な人見知り、多彩な自律神経症状、重篤な慢性疲労状態からくる仕事能力の減退などの症状を呈しやすい。b　高齢の移民者には、抑うつ的なあきらめの態度がみられやすい。c　長期にわたる非合法的な生活を強いられていた者では、〝自律神経・感情反応面での変性〟が典型的に現れる。d　ゲットーでの生活あるいは強制収容所の体験者には、はじめのうち身体的・自律神経性の症状が多くみられるものの、のちには不安と情動反応性の亢進を伴う典型的な無感動・抑うつ状態が現れる。

トラウトマンは、一見ほとんど同一にみえる慢性・反応性うつ病像の中にも、次のような特徴が認められるとする。a　これまで知られていた神経症的不安（支えを失う、意識を失う、高所から落ちること、などへの不安）とは明らかに異なる、トラウマに基づく不安症候群、b　家族を失ったことや、自分だけが生き残ったことへの罪悪感からくる悲哀症候群、c　性生活の障害を含む自律神経性の機能障害、d　性格像全体を規定するほどの抑うつ気分と情動の麻痺。また、神経症は一般的に恥としてうけとめられることが多いという。

パウルは、非合法的な生活を強いられていた五〇例の被迫害者を調査した結果、迫害をうけてから一五年たったいまも、驚くほど〝均一な症状〟がみられたとしている。彼によれば、全体の八〇％以上に、頻度の多い順から次のような症状が現れていた。易興奮性、頭痛、（たいていは抑うつ的色彩を伴った）被害的気分、めまい、記憶障害と集中困難、睡眠障害、悪夢、高所恐怖。さらに、全体の五〇％以上に、騒音過敏、（恐怖症的な）日中の不安状態、対人接触困難、涙もろさ、易疲労性、発汗過多、アルコール耐性の低下がみられた。——心理テストでは、次のような所見がとくに際立っていた。a　過剰な刺激に対する無感動・無反応の傾向、b　迫害当時四〇歳未満であった者では、年齢が下がるほどに顕著な知的能力の解体、とくに記銘力、集中力、持続能力、創造的能力の低下がみられる、c　自己価値観と基本的気分の低下を伴う顕著な幼児化ないしは退行、軽うつから抑うつにいたるまでの気分変調、情緒不安定、殺害された家族に対する罪悪感。

フォン・バイヤーとキスカー（一九六〇年）は、全体として、症状のもつ非意図的な性格について示唆している。アイスラーは、殺害された家族に対する罪悪感の多さと、信仰心の喪失という症状を指摘した。マトゥセックは、〃慢性のうつ病者〃はたしかにいるものの、その症状には他人に対する徹底的な不信などはみられなかった、としている。

フォン・バイヤー、ヘフナー、およびキスカーは、一九六四年、それまでに鑑定した五三五例に関する統計的調査を行っている。この広範な研究からえられた結果のうち、興味深いのはとくに次の点である。a　とくに目立つのは、慢性の抑うつ症状である。それは、感情表現に乏しいあきらめの態度（多彩な転換症状を伴う）、慢性の悲哀、抑うつ的な不安などの形で現れることが多い。b　性生活の障害は、一定の年齢帯にのみ認められた。それは迫害当時一四～一六歳であった症例だけに、ほぼ限られている。c　迫害当時に六歳以下であったケースでは、のちになって古典的な神経症や、非行！がみられる。d　迫害当時一三歳以下であった者には、〃精神病質者〃、性格神経症、発達神経症が有意に多く認められる（このことはコレの言う〃心理的な発達の遅れ〟と、ベンスハイムの言う〝人格発達の遅れ〟に相当する）。e 迫害当時一三歳以上であった者では、成人と同様に、うつ病と性格障害とがほぼ同等の比率で出現している。ただし、迫害当時三〇歳以上だったケースでは、抑うつ症状の割合が性格障害をやや上回った頻度で出現する。f 不安は、迫害当時の年齢にかかわらず、どの場合にも広く認められる。慢性の抑うつ症状は、年齢があがるにしたがって多くなり、自己不確実感は、逆に年齢がさがるにしたがって多くなる。

4 疾病学

病因をどこに置くのかによって、この比較的単一な臨床症候群は、研究者によりその疾病学的な位置づけを異にする。一九五四年のコペンハーゲン学会では、デンマークとドイツの研究者（とくにティグゼン、ヘルマン、ミヘル）が、飢餓と生理学的な負荷（セリエの言う〝ストレス〟）に病因の重点を置いたのに対して、フランスの研究者（とりわけタルグロワ、ドレフュス）は、〝精神的な負荷〟、つまり心因に重点を置いた。ヴァイトブレヒトは、一九五二年、この症候群の中に内因反応性の気分変調が混在していると述べている。エールハルトは、これを〝まれに見る混合状態〟と形容した。クルーゲは、一九六三年、その病因は〝いずれにせよケース・バイ・ケース〟であるとした。頻度の高い症状についてみれば、単なる体験による人格の変化と並んで、飢餓や病気や外傷などが広く認められる。それに対してヴェンツラフは、単に高度の地位剥奪と長期の非合法的生活に置かれただけでも身体症状は十分に認められる！　としている。

しかしながら、その他の最近の研究者たちは、心理的要因の果たす役割に決定的な重みがあるとは考えていない。そうした動きに呼応するかのように、体験に基づく人格変容（ヴェンツラフ）、慢性反応性うつ病（シュトラウス、コレ）、神経症の周辺的な疾病に含まれるとされる休日神経症（Schichtneurose）（シュルツ、ナトー）、体験反応に基づく症状発展（ボーデヒテル、ドゥービッチャー、ヒルト、パンゼ、シュテーリング）などの名称は、いずれも使用されなくなってきている。フォン・バイヤー、ヘフナーおよびキスカーは、症状の背景にあるとされる体験に基づく人格変容は、神経症概念の範囲内で説明されるべきものであるとしている。この臨床症候群の概念があまりに拡大されすぎると、かつてのフロイトの神経症と同じく、精神力動的な過程でもって統一的に説明しようとする動きすらでかねないであろう。

5　疾病の成り立ち

以上のように、病因論についてはこれまでにさまざまの議論や観察がなされてきたが、その症状の変化や経過型がどのようにして成り立つのかという考察については、パウルとヘルベルクが指摘しているように、驚くほど少ない。おそらく、それは個々の観察状況に起因すると思われる理解の欠陥についての議論が不足していたせいであろう。つまり、鑑定する側の状況によって、観察の結果もおおいに異なってくるという当然の前提に関する論議があまりにも乏しかったということである。限られた鑑定時間、あらかじめ定められた質問項目、鑑定者個人の学問的立場などの条件は、病理現象の系統的な研究を困難にしているごく一部の要因にすぎない。そもそも、その疾病学的な位置づけすらはっきりしていないという条件、それに治療に関する経験がまだ非常に乏しいという事実こそ、その根本的な原因と思われる。

セリエの〝適応症候群〟をモデルとする〝警告反応〟の一例であるというミヘルの生理学的理論は、精神的な要素をまったく無視している点で、単なる形式的な応用論の範囲にとどまっている。ただし、そうした全体的・生物学的な法則性を用いてこの病気を理解しようとする試みがまったく成功していないわけではない。一九五八年のC・ゼルバッハとH・ゼルバッハによる研究は、離散家族のあいだにみられる極端な心理的負荷が、感情的に異常な機能状態をもたらし、それが月経システム、つまり卵巣子宮機能の典型的な三相サイクルの法則を崩すことを明らかにした。

バスティアーンスは、一九五七年に、三千例を超すオランダのレジスタンス活動家について調査を行い、セリエの警告反応と適応反応という二つの概念が診断基準として有用であることを見出した。彼は、この二つの反応状態のあいだに神経衰弱症候群を置いている。複雑な精神症状群（精神神経症的、精神病質的、心身症的、精神病的などの）は、とくにその適応的な性格によって特徴づけられる。彼はそのうえで、さらにセリエのストレス学説の法則に深層心理学的な内容を加味してゆこうとする。

また、クルーゲの見解も、われわれにとっては興味深い。彼はこの臨床症候群の中に、結果としての積極的な症状ではなく、力動の消失、つまり一種の欠陥状態をみている。彼によれば、「地獄の状況の中で変化を被ったものは、まさに精神の力動そのものである……。そこには、もはや声をあげるものもなく、精神病すらも姿を現すことはない。心の火種は焼き尽くされて、ポッカリとした空虚な穴が顔をのぞかせているだけである」。――しかしながら、このような見解は、その症状によって規定される神経症概念そのものを放棄し否定することにつながるであろう。おそらく、年金神経症という診断をまっこうから打ち消そうとするこうした見解は、われわれの観点からすれば、おそろしく狭い不十分なものである。

これに反して、多くの研究者たちは精神の力動をその意味連関の部分だけに限定しようとしている。その基本的な考え方は、すでにシュトラウスが一九三〇年に述べているものである。彼によれば、精神的な外傷は、その外的な性質（出来事の性格）によって意味をもつのではなく、被った側の主観的なうけ取りかた（体験）によってはじめて意味をもつ。理論的には、たしかにどの出来事も主観的に〝普遍的な意義を獲得しうる〟、つまり、個々の具体的な出来事に一般的な意味を付与することができる。しかし、人間は、そこから〝意味を剥奪しようとする強迫〟にかりたてられるほどの衝撃的な出来事に出会った場合にのみ、その出来事に〝実存的な意味付け〟

をする、ということを忘れてはならない。そうした場合にかぎって、出来事と体験とのあいだに、はじめて因果的な連関が生まれ、それは自然科学における因果律とほぼ同等の価値をもつ、ということになる。

このような基本的な考え方にしたがって、迫害とその精神的な後遺障害とのあいだに因果関係を認めようとしたのが、フォン・バイヤー、ヘフナー、キスカー、レフェレンツ、コレ、マルヒ、メンデ、ヴェンツラフ、シュトラウスらである。障害が慢性化していることも、同様に、人生に意味を与えようとする能力の低下の結果であると解釈されている。フォン・バイヤー、ヘフナーおよびキスカーにとっては、事故恐怖症も、こうした観点から意識心理学的に了解することのできるモデルの一つである。ただし彼らも、そこには一種の幼児的・神経症的な葛藤がともに働いていることを認めてはいる。ただ、大多数の症例では、現実の極度の負荷というフィルターを通じて、明らかに幼児的・神経症的な病像が発生してくることは証明できなかったという。

マトゥセックは、社会心理学的な動機について言及している。かつての強制収容所体験者たちは、社会の中では被害者としての役割を要求されている、というわけである。もしこの役割が十分に果たせなかったり、果たすことが阻まれてしまうと、葛藤が生まれる。フォン・バイヤー、ヘフナーおよびキスカーは、〝集団的な極度の負荷体験〟にさいしてみられる集団心理学的な力動について注意を喚起し、そこには特別なかたちでの症状の伝染、補償への要求傾向、ないしはその他のいわば一定の様式化が認められるとしている。そうでなければ、第一次大戦と第二次大戦とのあいだに起こった〝外傷神経症〟の多発を説明することはできないし、またそれが部隊の違いを越えて同じように発生したことを解明することもできない。

これまでほとんど触れられてこなかったのは、その疾病学的な位置づけ、病因論的な解釈、あるいは、とくに治療的な観点などに際して、とくに重要な意味をもつと思われる深層心理学的な力動論である。それが解明されてはじめて、体験に基づく慢性の後遺障害が、はたして最広義の神経症という範疇に該当するものであるのか、あるいは神経症の診断基準によっては把握することのできない〝精神医学におけるまったく新たな現象〟（コレ）であるのか、という問題に光があてられるようになるのではないか。

ホッペは、二人の女性患者の分析を通じて、攻撃欲求とうつ病との精神力動的関連性を明らかにしようとした。フォン・バイヤー、ヘフナー、およびキスカーも、ホッペと同様の立場から、迫害体験のもつ両価的性質がその健康な回復をさまたげてはいないか、について検討している。バスティアーンスは、心身症症状を呈した四〇例の元レジスタンス闘士を詳細に調査した結果、戦争ストレスがいかに彼らの思春期の神経症的問題を喚起しうるものであるのか、について強調している。トラウトマンは、一九二〇年にフロイトが指摘した外傷神経症（〝驚愕神経症〟）の精神力動論に立ち戻って考察を行っている。フロイトは当時、激しい驚愕体験の後に現れる悪夢が、その体験に基づく不安を夢のなかでたえず反復するようにみえるところから、意識の内部では処理しきれないそうした体験を、除反応によって解消させようとする自己治癒の現れであると考えた。トラウトマンも、被迫害者の慢性・反応性うつ病の中核症状とした不安発作や悪夢（上記を参照）を、〝生物学的な自己治癒の試み〟であるとしている。それゆえ彼は、そのような症状を患者にくりかえし語らせることに治療的意味がある、とする。われわれの知るかぎり、トラウトマンの論文は、被迫害者の治療を取り扱った唯一のものである。彼はそのような治療を通じて、不安発作の頻度や程度がしだいに減じてゆくと述べる。そうなると他の症状も比較的簡単におさまってゆく（ただし、リュムケとバスティアーンスの症例では、必ずしもトラウトマンのようにはうまくいっていない）。

体験に基づく後遺障害の力動的病因論をとりあげた文献は、以上のものだけで、それ以外には見つからなかった。これから新しく出版されるというマトゥセックらの調査結果を、われわれはこの問題とも関連して、おおいに期待したいと思う。決定的な病因論が明らかになっていない以上、これまでの各研究者の主張はいずれも仮説の域にとどまっていると結論づけておくしかない。つまり、神経症とは根本的に異なる〝精神医学の新しい現象〟（コレ）、〝欠陥状態〟（クルーゲ）、〝内因反応性気分失調〟（ヴァイトブレヒト）、〝適切な体験反応性の発展〟（ボーデヒテル、ドゥービッチャー、ヒルト、パンゼ、シュテーリング）、〝混合状態〟（エールハルト）などなどの見解である。また、〝人格の変容〟（ヴェンツラフ）、〝人生の断裂〟（コレ）、〝要素的な慢性反応〟（フォン・バイヤー）、〝人格の持続的な障害〟（ミュールベッヒャー）などの、一見力動的にみえる表現も、精神力動的病因論を解明する点では、結局何一つ役立ってはいない。

体験による迫害の後遺症が、診断学的に特別な地位にあるとする、これまでにしばしば主張されてきた見解は、われわれの立場からみるかぎり、もはや考慮するだけの価値はないように思われる。これは明らかに、体験の病的な加工（eine pathologische Erlebnis-verarbeitung）およびそれに伴う症状形成であるとみなしてよい。その点では、神経症と完全に一致する。すくなくとも、神経症との異動を論じることなしには、非常に意味のある重要な仮説を、われわれははじめから放棄してしまうことになるだろう。神経症の発生メカニズムについては、すでに多くのことが知られている。それゆえ、迫害後遺症と神経症とのあいだに、どこまで同じ過程を見出しうるのか、違いがあるとすれば、それはどの時点から発生するのか、という点が今後究明されてゆくべきだと考えられる。

もちろん、迫害体験に基づく後遺障害と神経症とを同列において論じることに対しては、当然、異論が出ることだろう。最大の異論は、神経症が幼児期の体験ないしは体験の布置に由来するものであって、成人後の体験に基づいているのではない、という点であろう。この見解は、成人がこれまでに知られているような負荷によって神経症になることはない、という一般的な通則とも一致している。もし成人がおとなになってからの体験によって神経症になったとしたなら、それは目的反応（年金神経症）であるか、あるいはすでにそれ以前に存在した神経症的因子によるものと考えねばならない——。

しかしこのような異論は、他の生物学的な法則とまったく同様に、どんな法則にもかならず例外はある、というきわめて単純な反論によって簡単に崩すことができる。すなわち、精神的な外傷体験に対する感受性が、成人においては——これまで言われてきたように——必ずしも絶対に、にぶくなっていると断言することはできない、と主張してしまえば、それまでであろう。幼児期に比べてみれば、たしかにこの感受性はにぶくなっているかもしれないが、それがどんな場合にもゼロであると考える必要はどこにもない。過大な負荷が、体験の病的な加工をひき起こし、さらにその後の症状形成へと発展する、という道筋は、精神力動的にみても神経症とまったく同一であるとは言えないか？　そう考えてはじめて、最も過酷な負荷がその後の後遺障害にまでつながりうるという、経験的に知られた事実を説明することができるであろう。また、迫害体験による後遺障害が、潜伏期をもって現れるとか、症状がさまざまの程度をもって不均一に出現するとか、症状変移や治療への抵抗性があるとか、これまでは説明の困難であった現象も、このような理論を適用すれば簡単に理解することができる。それらの現象は、すべて神経症とまったく同様のものだからである。

迫害体験に基づく後遺障害を法的に判定する場合にも、これまでに行われてきた日常的な基準を変更する必要は何一つないと言える。障害が、最終的に目的反応に資するものであったり、それまでに存在した神経症を強化するものであったり、あるいは潜伏していた神経症を顕在化させるものである場合には、これまでと同様、補償義務はまったくないものと判断してよい。そうした場合には、迫害体験は後遺障害の本質的な原因であるとは認め得ない。それが本質的な原因であると言えるのは、迫害体験が明らかに精神的な外傷となり、そこから一次的に神経症が発展していると認められる場合に限ってのことである。このことは、かつては幼児期の体験についてのみ論じられていた。しかし、この理論が成人後の体験についても精神力動的に同じ外傷を生み出しうるのだとしたら、被害者は疑いもなくその賠償を請求する権利を有することになるだろう。最後に、特定の出来事とその結果生じる後遺障害とのあいだに、法的に適切な因果関係を認め、またそれによって補償義務を認定するためには、どのような基準が求められるのかについて、諸家の見解をもういちどまとめるかたちで整理しておくことにしたい。

1　認定の対象となる後遺障害は、

a　一次的な精神病質や異常人格ではない。

b　すでに神経症が存在したという可能性がない（もしあったとすれば、それが悪化したものかどうかの判定は非常に困難となる）。

c　症状に特別な増悪傾向が認められない。

2　後遺障害であるためには、

a　厳密な検索によって、問題となっている体験の背景にも、患者のおかれていた社会・心理学的な環境のなかにも、ともに過剰な負荷が存在していたことが証明されていなければならない。

b　症状の発現と体験とのあいだには、時間的な因果関係が証明される必要がある。ただしその場合には、潜伏期がある可能性も考慮されるべきである。

c　通常は、典型的な一定の臨床症状の発現をみる必要がある。

d　社会的にみても明らかに病気であり、また治療に対しても強い抵抗性を示している必要がある。

e　症状と原因とのあいだには、明らかな意味連関が存在している、つまり、障害が負荷体験から〝意味のあるかたちで形成されている〟必要がある。

もちろん、このような厳密な判断基準が、日常の鑑定現場でつねに必要というわけではない。むしろ――医学の立場からみれば――法律のほうがはるかに大雑把であり、あまりにも気前よく補償に応じているというのが実態であると言わざるをえない。法律がわれわれ臨床の鑑定側に要求するのは、ただ単に、迫害が疾病原因全体の何割を占めているのか、という単純な数値だけであり、その数値が二五％に達していれば、それは補償認定の基準ラインに達しているとされる。それゆえ、明らかに過大な負荷があったということ、および、その負荷体験と発病とのあいだに時間的な因果関係が存在するということ、この二つの条件さえ満たしていれば、迫害体験を後遺障害の原因として認めないとすることはもはや非常に困難になる。しかし本当のところ、このような体験がどこまで原因として関与しているのかを、臨床的に厳密に判定することはできないのである。フォン・バイヤー、ヘフナー、キスカーらは、被迫害者に関する心理学をつくりだし、それを完成させることに、医学はこれまであまりにも時間をかけすぎた、と述べているが、もっともなことだと思う。

まとめ

以上、迫害体験の後遺障害に関するこれまでの文献を展望し、病因論、頻度、臨床像などについて述べてきた。疾病の成り立ちについては、いまだ十分には解明されていないこと、また、そこから帰結する疾病学的に不明瞭な位置づけや、不明確な治療方法などについても言及した。最後に、迫害による後遺障害と神経症との疾病学的な同一性という可能性に言及し、その可能性を排除すべきではないことを提案した。両者は、病的な体験の加工という点で共通している。両者の異同は、精神力動的にみた症状発生の過程で、どの時点から新しいメカニズムが始動しはじめるのか、という点を明らかにしたうえで、はじめて論じることができるようになるだろう。つまり、ある時点まで、両者は同一の疾病であると考えることができる。

迫害体験による後遺障害と神経症との発生メカニズムがある程度同一である、というのは単純な仮説にすぎないが、この仮説的概念からは、理論的にも臨床的にも、いろいろな利点が生まれるであろうことにも触れておいた。ただ、この仮説によって、迫害体験に基づく後遺障害に対する法的な判定がくつがえるということはない。これまでの鑑定結果については、何ら変更を加える必要はないものと思われる。

文献

ABRAHAM, K. : 1. Korreferat in : Psychoanalyse der Kriegsneurosen. Leipzig u. Wien 1919.

BAEYER, W. v. : Nervenarzt 28, 337 (1957) ; 32, 534 (1961).

BAEYER, W. v., H. HÄFNER u. K. P. KISKER : Nervenarzt 34, 120 (1963) ;

———. Psychiatrie der Verfolgten. Berlin-Göttingen-Hidelberg: Springer 1964.

BAEYER, W. v., u. K. P. KISKER in H. MARCH : Verfolgung und Angst. Stuttgart 1960.

BASTIAANS, J. : Psychosomatische gevolgen van onderdrukking en verzet, Amsterdam, 1957.

BEHNE, H. : Neurose. München 1963.

BENSHEIM, H. : Nervenarzt 31, 462 (1960).

BODECHTEL, G., F. DUBITSCHER, HIRT, F. PANSE u. G. E. STÖ RRING : Die Neurose. Gutachten f. d. Bundesminister f. Arbeit und Sozialordnung, Bonn 1960 (dort weitere Literatur) .

BONDY, C. : Versagungstoleranz und Versagungssituation. In : H. Paul u. H. J. Herberg ; Psychische Spätschäden nach politischer Verfolgung. Basel u. New York 1963.

BÜRGER-PRINZ, H. : Die seelische und soziale Situation des Heimkechrers. In : Extreme Lebensverhältnisse und ihre Folgen. Bad Godesberg 1959.

DÖRING, G. K. : Spezifische Spätschäden der weiblichen Psyche durch die politische Verfolgung. In : H. PAUL u. H. J. HERBERG, Psychische Spätschäden nach politischer Verfolgung. Basel u. New York 1963.

DRYFUS, G. : In : M. MICHEL, Gesundheitsschäden durch Verfolgung und Gefangenschaft und ihre Spätfolgen.

Frankfurt 1955.
EHRHARDT, H. : Z. Psychother. med. Psychol. 13, 157 (1963).
EISSLER, K. R. : Psyche (Stuttgart) 17, 241 (1963).
FENICHEL, O. : The Psychoanalytic Theory of Neuroses. New York 1945.
FERENCZI, S. : Referat in : Die Psychoanalyse der Kriegsneurosen. Leipzig u. Wien 1919.
FREUD, S. : Einleitung zur "Psychoanalyse der Kriegsneurosen". Leipzig u. Wien 1919 ;
———. Jenseits des Lustprinzips. Ges. Werke, Bd. XIII, London 1940
HEIMANN, H. : Praxis 45, 757 (1956).
HERBERG, H. J. : Psychische Belastungen und erlebnisreaktive Störungen in der Pathogenese innerer Krankheiten. In : H. PAUL, u. H. J. HERBERG; Psychische Spätschäden nach politischer Verfolgung. Basel u, New York 1963.
HERMANN, K. : In : M. MICHEL, Gesundheitsschäden durch Verfolgung und Gefangenschaft und ihre Spätfolgen. Frankfurut a. M. 1956.
HIRSCHMANN, J : Abnorme seelische Reaktionen und Entwicklungen nach Unfall. In : FRANKL-v. GEBSATTEL-SCHULTZ, Handbuch der Neurosenlehre, Bd. II, S. 735. München u. Berlin 1959.
HOPPE, K. : Psyche (Stuttgart) 16, 521 (1961).; 18, 305 (1964).
KLUGE, E. Med. Sachverständige 52 ,97 (1956).
KNOLL, K. : Nervenarzt 29, 148 (1958).
KRETSCHMER, E. : Dtsch. med. Wschr. 82, 434 (1957).
LEFERENZ, H. : Fortschr. Neurol. Psychiat. 22, 369 (1954).

LEVINGER, L. : Nervenarzt 33, 75 (1962).

MARCH, H. : Lebensschicksale in psychiatrischen Gutachten, 2. Aufl. Stuttgart 1959.

———. Verfolgung und Angst. Stuttgart 1960.

MATUSSEK, P. : Nervenarzt 32, 538 (1961).

MENDE, W. : Med. Klin. 57, 1936 (1962).

———. Gutachterliche Probleme bei der Beurteilung erlebnisbedingter reaktiver Schädigungen, In : H. PAUL, u. H. J. HERBERG, Psychische Spätschäden nach, politischer Verfolgung. Basel u. New York 1963.

MICHEL, M. : Gesundheitsschäden durch Verfolgung und Gefangenschaft und ihre Spätfolgen. Frankfurt a. M. 1955.

MÜHLBÄCHER, W. : Medizinische 1959, 456.

MÜLLER-SUUR, H. : Arch. Psychiat. Nervenkr. 194, 368 (1956).

NUNBERG, H. : Allgemeine Neurosenlehre. Bern u. Stuttgart 1959.

PAUL, H. : Psychologische Untersuchungsergebnisse 15 Jahre nach der Verfolgung. In : H. PAUL, u. H. J. HERBERG, Psychische Spätschäden nach politischer Verfolgung. Basel u. New York 1963.

RÜMKE, H. C. : Ned. T. Geneesk. 95, 2928 (1951).

SOHELLWORTH, W. : Neurosenfrage. Ursachenbegriff und Rechtsprechung, 2. Aufl. Arbeit und Gesundheit, H. 53, Stuttgart 1953.

SCHÖNLEITER : Bundesversorgungsgesetz. Stuttgart 1953.

SCHUBERT, E. : Ärzt. Mitt. (Köln) 1963, Nr 12, 655.

SELBACH, C., u. H. SELBACH : Über die psychische Dynamik versprengter Gruppen. In : Psychiatrie und Gesellschaft.

Berlin u. Stuttgart 1958.
SIMMEL, E. : 2. Korreferat, in : Die Psychoanalyse der Kriegsneurosen. Leipzig u. Wien 1919.
STRAUS, E. : Geschehnis und Erlebnis. Berlin 1930.
STRAUSS, H. :.Nervenarzt 28, 344 (1957).
TARGLOWA, R. : In : M. MICHEL, Gesundheitsschäden durch Verfolgung und Gefangenschaft und ihre Spätfolgen. Frankfurt a. M. 1955.
THYGESEN, P. : In : M. MICHEL 1. c.
TILING, E.: Kriegsopferversorgung 4, 94, 110 (1955).
TRAUTMANN, E. C. : Nervenarzt 32, 545 (1961).
VENZLAFF, U. : Die psychoreaktiven Störungen nach entschädigungspflichtigen Ereignissen. Berlin-Göttingen-Heidelberg : Springer 1958 ;
———, Erlebnishintergrund und Dynamik seelischer Verfolgungsschäden. In : H. PAUL, u. H. J. HERBERG, Psychische Spätschäden nach politischer Verfolgung. Basel u. New York 1963.
WEITBRECHT, H. J. : Fortschr, Neurol. Psychiat. 20, 247 (1952).
WILDE, W. : Fortschr. Neurol. Psychiat. 20, 477 (1952).
WILDEN, H. : Nervenarzt 34, 70 (1963).
WITTER, H. : Nervenarzt 30, 2231 (1959); 33, 509 (1962).

第三章　解説・解題

一　三論文の基調の流れと変化

全体について

精神医学が「トラウマ」という概念を扱いはじめてから、すでに百年以上のときが過ぎている。それは、なお近代精神医学の展開期にあたる十九世紀後期に、鉄道事故の後遺症に対する補償問題などを機にはじめて取り上げられた。その後フロイトは、精神分析学を樹立する過程で、神経症者個人の幼児期体験の中に「性的虐待」（事実としての近親相姦）という形でそれを改めて取り上げたが、すでに述べたように、フロイト自身がそれを「幻想」であるとして再び否定することになる。第一次大戦後に、フロイトは「死の本能」（モルティドー）という新概念を発表し、精神分析学はトラウマ概念からさらに遠ざかることになる。しかしながら、その一方で、第一次大戦が生み出した膨大な数の「戦争神経症」患者は、精神分析をはじめとする精神療法へのニーズを一挙に高める方向へと医療界を動かすことになった。彼らは、戦闘員（前線兵士）と非戦闘員（一般市民）とを問わず、いずれも戦争に付随したトラウマを原因として精神に異常をきたしたわけであるが、それに対しては再び十九世紀の鉄道事故と同様の意味での社会的補償（保険金、年金など）を要求する動きが表面化する。しかし、その莫大な数の被害者を公的に救済するだけの経済的原資はなく、そこに、被害者を「年金神経症」または「賠償神経症」として括り、補償の対象から切り捨てようとする政治的・法律的・社会的な風潮が誕生する。当時の精神医学界もまた、そうした風潮と無関係ではなかった。彼らには「補償欲求が潜んでいる」（ボンヘーファー）、「彼らの話をまともに聞いてはならない」（ヴァイツゼッカー）とする見解が次第に精神医学の時代的総意へと変化していく。

ここまでが、第二次大戦までのおおまかな全体的経緯である。ところが、第二次大戦においては、第一次大戦をはるかに上回る想像を絶した集団的トラウマが出現する。というよりもそれは、第一次大戦とはまったく異質のトラウマであったと言ってよいであろう。「人種的理由による迫害」すなわちホロコーストがそれである。単にユダヤ人であるという理由だけによって、大量の人間が劣悪で狭隘なゲットーに押し込められ、家畜用列車で強制収容所へと移送され、選別され、ガス室または強制労働などによって殺戮された。

このような未曾有の大量殺人を生き残った者の後遺障害を、はたして第一次大戦後の戦争神経症と同様に処遇してよいのか。――戦前と同じく、賠償欲求に基づく年金神経症ないしは賠償神経症と考えてもよいのか。あるいは、それまでの精神医学が構築してきた疾病概念とはまったく別の、新しい疾病群または疾患単位とみなし、単なる賠償神経症ではなく、それにふさわしい妥当な処遇をするべきなのか。とくに連邦補償法の適応対象として医学的に鑑定する場合には、どのような病名が正当であるのか。

ここに訳出した三論文のみならず、これまでに公刊されてきた鑑定論文は、いずれもこのような主題をめぐって著わされている。

各著者の立場と論文の基調

最初に訳出した論文の著者クルト・コレは、すでに第一次大戦に兵士として参加していたが、一九二三年に医学部を卒業し、北部ドイツのザクセンベルク州立精神病院に助手として就職した。その後一九三三年にフランクフルト・アム・マインで精神科を開業し、第二次大戦中も軍医として師団付の精神科医をつとめた。戦後の一九五二年にミュンヘン大学精神科教授となる。コレの経歴で、とくに注意すべき点は、彼がナチズム期にマチアス・ゲーリング（ナチの大物ヘルマン・ゲーリングの従兄弟）を会長とする「ドイツ精神療法学会」（DÄAGP）の会員の一人であったことにある。[86] この学会は、一九三三年のヒトラー政権誕生とともに、それまでの「ドイツ精神分析学会」を解体・接収するかたちで、いわゆる強制的同一化（Gleichschaltung）の名のもとに成立したナチ的精神療法学会であった。また、この学会にはドイツ国内の本部とならんで海外にも広く会員を擁する「国際精神療法学会」（IÄAGP）が付属しており、その会長にはフロイトに代わる「アーリア的精神分析」を提唱したカール・グスタフ・ユングが就いていた。[87] 学会は、いずれも第三帝国の崩壊とともに壊滅・消失し、会長のゲーリングもソ連軍の捕虜となったのち死亡した。

このような過去の経歴をもつコレが、皮肉なことに戦後鑑定のために病院を訪れた強制収容所の生き残りたちを診察することになったわけである。コレ論文の冒頭に記されている「この報告を執筆することは正直に言って私には苦痛であった。研究者として、また専門家として、私は決して中立の立場にあるとは言えないが、できるだけ無党派的に……云々」という件りは、そうしたコレ自身の過去と照合してはじめて、その意味が通じるであろう。

この論文を執筆した当時のドイツ精神医学界は、戦争の傷痕もいまだ生々しく、なお戦前のクレペリン体系をほとんど唯一のよりどころとするほかなく、したがって「外因」「内因」「心因」の三つを基本に精神疾患を判別する以外に分類の方法論をもたなかったと言ってよい。かろうじて、第一次大戦直前に公刊されたヤスパースの精神病理学（記述現象学）と、その流れを汲むクルト・シュナイダーが、「反応性」の概念を立てて個人の体験と反応とのあいだの精神医学的関連性を論じていた程度であった。しかし、すでに触れたように「反応」という概念は、あくまでもうつ病をはじめとする精神病の原因とみなされることはなかった。シュナイダーのあとを継いでハイデルベルク大学精神科教授となったフォン・バイヤーの状況因論が掘り下げられ、内因精神病の一角を占めるうつ病の成因にまで敷衍されてゆくのは、コレ論文が出たあとのことである（マトゥセック、パウライコフ、キスカーら）[88]。後述するように、コレが「慢性反応性うつ病」という概念をやや強引に押し立てて、生き残りにみられる後遺症を論じようと苦労しているのは、そうしたうつ病の状況因論が、なお未確立であった当時においては、ごく当たり前のことだったと言える。ただ一つ、アメリカに亡命したドイツ系ユダヤ人の精神病理学者ハンス・シュトラウスのみが、かろうじて「根こぎうつ病」（Entwurzelungsdepression）という一種の「反応性うつ病」の概念を提出したばかりであった（一九五七年）。コレ自身も述べているように、当時において「被迫害者の……体験を説明するためには、精神医学はあまりにも語彙不足」なのである。

いずれにしてもコレにとって、鑑定した生き残りの三分の一以上（約三六％）にのぼる特有の「心因性精神疾患」（「慢性反応性うつ病」および「精神反応性障害」という病名で括るしかなかったもの――表1参照）は、コレ自身が立脚していた当時の精神病理学にとって「まったく新しい問題」であることに変わりはなかった。そこに、強制収容所の生き残りにみられた圧倒的な後遺症を前にして、一種の新鮮な驚きと戸惑いを覚える一精神科医としてのコレの姿が如実に表現されていると言えるだろう。

ただし、論文全体に流れるこうした基調とは別に、コレの記述内容には次の二つの意義を見出すことができる。一つは、強制収容所の生き残りにみられる精神的後遺症を考察するうえで、迫害当時の年齢を重視し、その違いによって後遺症の特徴を記述している点である。すなわち、迫害当時の年齢が高かった者では脳器質性の精神疾患（とくに血管病変に基づくもの）が多かったのに対して、未成年、ことに思春期の人格発達途上にあった者では心身の「発達上の阻害」が認められる。この指摘は、コレののちに引き続いて現れる同種の論文においても繰り返しなされることになる。[89]

もう一つの点は、コレが人種的理由から強制不妊手術の犠牲者となった十症例の鑑定を行い（表2参照）、そのうちの一例（W夫人）を補償法の対象として判定していることである。ただし、これはあくまでも人種的理由（ジプシー混血）に基づいて一九四三年に行われた強制断種であって、一九三三年に制定された「遺伝病子孫予防法」（いわゆるナチ断種法）の犠牲者ではない。「遺伝病子孫予防法」は当時の国内法であり、その犠牲者はあくまでも合法的に断種されたものとみなされていたからである。それゆえ、すでに述べたように、強制断種の犠牲者に対する広範な補償措置は、当時の連邦補償法の範囲内では適用の対象外とされていた。コレ自身もはっきりとそう述べている。また実際に、そうした補償がはじめて実現するのは、一九八〇年以降のことである（年金の支払いに至っては一九九〇年の「一般戦争帰結法」の改正以後）。[90] しかしながら、コレ論文は、それが人種的理由からであるにせよ、強制不妊の犠牲者が、すでに当時から精神医学的な後遺症を呈した被迫害者の一部を成しており、そのような被害が鑑定する医者の側にも明瞭に認識されていたことを示している。[91]

次に訳出したエドガー・トラウトマンの論文は、コレおよびその後に引き続く同種の鑑定論文とはやや趣きを異にする。筆者のトラウトマンについては、ニューヨーク市立のリンカーン病院で精神科医長をしていた、ということ以外には分からない。しかし、ドイツの専門誌にドイツ語で投稿し、それが掲載されているところをみると、ドイツ語圏の出身者でアメリカへ亡命ないしは移住した精神科医であることが容易に推定できるだろう。ただし、トラウトマン自身がナチ迫害の犠牲者であったのかどうかについては分からない。

表題にある「解放一五年後……」というのは、一九六〇年時点を指すわけであるが、少なくともこの時点のアメリカでは、なお多数の後遺症患者がいたことに、まず注目しておきたい。むろん彼らはヨーロッパ大陸から戦後（すなわち解放後）アメリカへと移住してきた人々であり、言語や文化を異にする新大陸でまったく新しい生活をはじめた犠牲者たちであった。それゆえ一般的に、年齢も若く、比較的体力があり、自らの新生活を切り開こうとするだけの何らかの動機づけをもった人々だったと言えるだろう。しかしながら、彼らとて、けっして無傷ではなかったことが、この論文から容易に推察できる。彼らの多くが、トラウトマンの指摘しているように肉親・同胞のほとんどを失い、一家の中の唯一の生き残りであったことも珍しくはなかったと思われる。トラウトマンが「強制収容所症候群」として一括する後遺障害の基本的骨格の一つに、「悲哀症候群」を見出しているのは、まさにその意味においてである。この基本的な症候群は、「家族の一部または全部を失うというトラウマに基づいて現れる」。それは、フロイト心理学における通常の「喪失体験」あるいは「喪の作業」（Trauerarbeit）とは異なって、いやがうえにも「いわれのない自責感」（生き残りの罪悪感）が長期にわたって持続し、一部はうつ病にまで発展する性質の強烈な心理的負荷として取り上げられている。

この悲哀症候群とならぶ強制収容所症候群の基本症状に、トラウトマンは「トラウマに基づく不安症候群」を挙げる。それは元来、強制収容所体験の当時にうけた種々の虐待などに際して蒙った不安・驚愕体験を基礎に発展する。しかし、強制収容所においては（あるいは解放後もなお）、そうした感情は抑圧され意識の下層へと押し込められている。それゆえ、日常のちょっとした連想を契機とする緊張状態や、前意識の露呈する夢の中で悪夢として具現化する。あるいは、動悸、震え、発汗などの身体症状を伴うパニック発作として現れる。いずれも、意識的なコントロールからははずれた症状であり、したがって「強迫的な性格をもつ」のである。また、トラウトマンは患者たちのみる悪夢の内容を分析して、そこに過去の具体的な虐待体験ではなく、「襲われることへの無防備さが露呈している」ことに着目する。それはフロイトの言う不安ではなく、フロイトが不安とは区別した「驚愕」（Schreck）、つまり「準備なしに危険な状況に陥るとき起こる状態」に近い。フロイトがこの「驚愕」を一般の外傷体験とは区別し、神経症の特別な原因の一つに挙げたことはよく知られている（「驚愕神経症」[92]）。その点で、強制収容所の生き残りにみられる不安症候群は、トラウトマンも述べているように「一般の不安神経症とは異なった特徴をもっている」のである。

このように、トラウトマンの記述した「トラウマに基づく不安症候群」は、のちに再び検討する、今日のＰＴＳＤ（外傷性ストレス障害）にきわめて近い概念であることが分かるだろう。いやむしろ、ＰＴＳＤの原型とも言える疾病概念が、すでにこのとき提出されていたと言ったほうがよい。しかもその対象となったケースは、のちのＰＴＳＤ概念形成のきっかけとなったヴェトナム戦争の帰還兵などではなく、他ならぬナチ強制収容所の犠牲者であった。

トラウトマン論文における、もう一つの重要な指摘は、こうした犠牲者を取り巻く社会的環境への言及である。トラウトマンもまた、犠牲者の呈する症状の中には賠償欲求に基づく「半意識的なヒステリー反応」があることを認めている。しかしながら、それは犠牲者が置かれた解放後の社会環境に対する「自己防衛的な反応」でもある。つまり、自らの家族や故郷を失い、解放後に期待される唯一の「安らぎの場所」「避難所」を失ってしまった犠牲者は、社会復帰に対して特別なハンディを負わされ、それがまた将来への不安となって悪循環を繰り返すという構造の中に置かれる。それを単なる「疾病逃避」とか「年金神経症」などと同一視することが許されるのか。――彼らにとって必要なことは、トラウトマン自身がこの論文でも言及しているような医学的な意味で有効な精神療法のみならず、何らかの社会的な援助のほうではないのか。トラウトマンの論文を貫く、こうした基調には、コレをはじめとするドイツの精神科医とは異なった、犠牲者に対する一定の共感と理解がにじみ出ているように思われる。

ちなみに、ここで指摘しておくべきことは、トラウトマン論文の出た一九六一年という年が、エルサレムにおけるアイヒマン裁判の判決が下された年に重なっている点である。ホロコーストの史実が、大きな反響をもって世界的に再認識されたのは、このアイヒマン裁判を契機とする一連の報道・著作によるところが大きい。それは戦後まもなくのニュルンベルク裁判をうけて始まったホロコースト研究の〝第一波〟に次ぐ、〝第二波〟の諸研究を生み出すことになった[93]。コレ論文が、このアイヒマン裁判の前であったのに対して、トラウトマン論文はアイヒマン裁判のあと（少なくとも逮捕後）であったことに、時代の大きな変化が伏在していた点は、両者の基調の開きとも関係しているかもしれない。

最後に訳出したハインツ・ヘンゼラーの論文は、一連の迫害犠牲者の精神鑑定とそれに類した精神医学的論文に関する総説（レビュー）となっている。著者のヘンゼラーは、戦後のドイツ分断によって生まれた西ベルリンに、新しく創立されたベルリン自由大学精神科に所属していた。主任教授はハンス・ゼルバッハであった。かつてはプロイセンの首都に建ち、ナポレオン戦争後の一連の諸改革に際して創立された伝統あるベルリン大学は、戦後東ベルリンの地に含まれ、ベルリン大学精神科も、その付属病院たるシャリテも、壁によって共産圏へと囲い込まれてしまった。一九四九年に新生した西ドイツ（ドイツ連邦共和国）の首都機能もボンに移され、西ベルリンは一時的に自治政府として陸の孤島となる。その、いわば鉄のカーテンに直接向きあう最前線であった西ベルリンに、西側の一員、自由主義国家の新しい都としての意識が過剰に醸成されたとしても不思議ではない。(94)ベルリン自由大学もそうした意識に大きく色どられていたことであろう。

また、ヘンゼラー論文の出た一九六五年は、西ドイツがエアハルト政権のもとで「奇跡の経済復興」を成し遂げた年とも重なっている。日本でも、その前年に開かれた東京オリンピックを境に「もはや戦後ではない」というスローガンが口にされはじめていた。自由民主主義国家として立派な西側の一員となり、経済的にもヨーロッパ経済共同体（ＥＥＣ）の重責を担うことになった西ドイツにとって、ナチズムの過去はもはや一刻も早く忘れられるべき歴史へと変化しつつあった。また、以下に述べるように、一九六五年には連邦補償法が改正（最終改定）され、それに基づき一九六九年をもって新たな申請は打ち切られることが決定された。

そうした歴史的背景に一致するかのように、ヘンゼラーはそれまでの被迫害者に関する鑑定論文を総括する。そして、その基調は、「迫害による後遺障害と神経症との疾病学的な同一性」を強調し、第一次大戦後の戦争神経症（ヘンゼラーにおいては賠償神経症と同義）に対比することによって、それまでの「鑑定結果については、何ら変更を加える必要はない」とする、それ以上の論議を打ち切るかのような結論で締めくくられている。しかしながら、ヘンゼラー自身が記しているように、「ハイデルベルク大学精神科で鑑定をうけた五百人のうち、年金による補償の対象と決定された者の数は、かろうじてその三分の一（三八％）程度に過ぎなかった」。にもかかわらず、ヘンゼラーの見解は、厳密な判断基準によって鑑定されるべき後遺障害に対して「法律は大雑把であり、あまりにも気前よく補償に応じているのが実態である」なのである。

たしかに、ヘンゼラーもまた強制収容所の生き残りが呈する精神症状が、疾病学的にみて何に当たるのかの検討は行っている（「4　疾病学」、および「5　疾病の成り立ち」）。そこでは、コレ以降の論者と同様に「反応性に起こるうつ病」概念の可能性が検討され、ヴァイトブレヒトの「内因反応性気分変調[95]」などという中途半端な見解までが引用される。しかし、一読してみれば分かるとおり、ヘンゼラー論文の基調は、後遺障害をうつ病ではなく神経症、それも賠償神経症のほうへと導こうとしており、トラウトマンの論文もこの後遺障害を精神力動的に説明するものとして引用されているかのような印象を与える。

なお、ヘンゼラー論文の中で簡単に触れられている「潜伏期」の問題については、のちのPTSDの項で再び取り上げてみる。

概念の発掘から隠蔽へ

事実、ヘンゼラー論文の出た一九六五年以降、被迫害者の鑑定に関する精神医学的研究はほとんど発表されなくなる。それはちょうど戦後二〇年という時が流れ、強制収容所の生き残りによる補償請求が急速に減少したこととも関係があるかもしれない。たしかに、補償の流れが一巡し、申請希望者が出尽くしたという経緯はあるだろう。連邦補償法もまた、一九六五年九月十四日に改定され、一九六九年をもってすべての補償申請を打ち切ることが定められた（「改定連邦補償法」）。しかし補償の対象とならなかった（あるいは申請をしなかった）生き残りたちは、その迫害の始まりから二〇年以上の時を経て年齢を加え、もはや新たに鑑定をうけるため、自らの被害事実を証明するという意欲すら失ってしまったのかもしれない。一九五〇年代を通じて、強制収容所の生き残りは、年間五〜一〇％の割合で死亡しており、補償も死亡の時点で打ち切られた(96)。あるいは、さきのヘンゼラー論文にも明記されていたように、全体のわずか三分の一程度にしか認められなかった補償の実現に対して、期待を失ってしまった可能性もある。――少なくとも、そうした推定は十分に可能であろう。

しかしながら、それと同時に考えておかねばならないことは、実際に多数の生き残りを直接目の当たりにし彼らを鑑定した精神医学者たちが、精神医学の臨床にとって有意義な結論を何一つ引き出すことなく、この問題に蓋をしてしまったという事実である。それは、とりわけドイツの精神医学界に対してあてはまる。ヘンゼラーが記している「医学はこれまであまりにも時間をかけすぎた」という短い締めくくりの言葉は、「これ以上、この問題などに関わってはいられない」というドイツ精神医学の〝本音〟をはからずも吐露してしまったものと言えるだろう。

コレ論文以降に活発化したフォン・バイヤーらの状況因論は、それまで「内因性」（つまり原因不明）とばかり考えられていた精神病の一つであるうつ病が、強制収容所体験のような特定の負荷状況によっても発症することを学説として提示した。しかし、ヘンゼラー論文以降の時期になると、それは強制収容所という特殊状況を離れて、日常一般の負荷状況（仕事上の責任の増大、引越し、定年退職など）へと一挙に拡大され、「昇進うつ病」「引越しうつ病」「定年うつ病」などの診断用語を増殖させるに至る。それらはまた、専門用語から日常語へと普及してゆく。

本来は、強制収容所の生き残りにみられた種々の後遺障害をモデルとして、その発生メカニズムを検討するところから出発したはずのフォン・バイヤーの状況因論は、その対象を広げることによって逆に最初の対象を隠蔽してしまったのである。バイヤーのみならず、彼の弟子筋に当たる「新ハイデルベルク学派」と総称された精神医学者らも、状況因論の普遍化にこぞって寄与した。バイヤー自身は、その後、うつ病以外にも妄想一般の状況因を論じたのち、あたかも西側自由主義イデオロギーを代弁するかのように、旧ソ連で行われていた政治犯への電気ショックや向精神薬投与などを批判して「精神医学の乱用」(Mißbrauch der Psychiatrie)[97]に警鐘を鳴らしつつ世を去る。パウル・マトゥセックはミュンヘンのマックス・プランク研究所精神病理部門へ移り、もっぱら一般ドイツ人患者の精神療法に専念するようになる。K・P・キスカーは、状況因論を一般の分裂病にまで拡大し、「エゴパチー」(Egopathie)という新概念を提唱したのち、社会復帰療法の領域へと転向してしまう。

実際、このような状況因論者の行方を追うかのように、理論的精神病理学は次第に凋落し、精神医学界全体の流れも一九八〇年代に入ると患者の治療を重視したものへと変化してゆく。難解な哲学用語を弄ぶ現象学的あるいは人間学的精神病理学は次第に説得力を失い、代って入院患者のリハビリテーション(社会復帰)や、外来における個人または家族の精神療法が現実の課題として注目されるようになる。

いずれにしても、ドイツ精神医学における迫害後遺症への、こうした関心の喪失と概念の拡散傾向は、すでに指摘したように一九六五年に発表されたヘンゼラー論文以後のことになる。

一方、トラウトマンの提示した「強制収容所症候群」は、おそらくその言葉自体が敬遠されたこともあって、精神医学界の内部に定着することはなかった。「トラウマに基づく不安症候群」

が再び注目されるのは、トラウトマンがこの概念を提示したときから十年以上を経た一九七〇年代後半のこととなる。

二　今日のＰＴＳＤ概念とのかかわり

ＰＴＳＤ概念の成立

ＰＴＳＤ（Posttraumatic Stress Disorder）すなわち「外傷後ストレス障害」という名称は、アメリカ精神医学会（ＡＰＡ）が一九八〇年に作成した「精神疾患の診断・統計マニュアル」（Diagnostic and Statistical Manual of Mental Disorders）第三版（いわゆるＤＳＭ－Ⅲ）にはじめて掲載された病名である。このマニュアルは、一九五二年に第一版（ＤＳＭ－Ｉ）が発行され、続いて一九六七年に第二版が出されている。一九八〇年の第三版では、それまでの版にはなかった明確な診断基準が設定され、多軸評価システムが導入されて、世界中の精神科医に大きな影響を与えた。このＤＳＭ－Ⅲ以降、精神疾患の診断と分類には、操作的基準が本格導入されたと言える[98]。一九九四年には、さらにそれを改定したＤＳＭ－Ⅳ[99]が発表された。

このＤＳＭ－Ⅳにしたがって、まずＰＴＳＤがどのような疾患として診断されるのか、その内容を、邦訳されている『ＤＳＭ－Ⅳ精神疾患の分類と診断の手引[100]』から抜粋してみる。

外傷後ストレス障害

A　患者は、以下の二つが共に認められる外傷的な出来事に暴露されたことがある。

（1）実際にまたは危うく死ぬ、または重症を負うような出来事を、一度または数度、または自分または他人の身体の保全に迫る危険を、患者が体験し、目撃し、または直面した。

（2）患者の反応は強い恐怖、無力感または戦慄に関するものである。

B　外傷的な出来事が、以下の一つ（またはそれ以上）の形で再体験され続けている。

（1）出来事の反復的で侵入的で苦痛な想起で、それは心像、思考または知覚を含む。

（2）出来事についての反復的で苦痛な夢。

（3）外傷的な出来事が再び起こっているかのように行動したり、感じたりする（その体験を再体験する感覚、錯覚、幻覚、および解離性フラッシュバックのエピソードを含む。また、覚醒時または中毒時に起こるものを含む）。

（4）外傷的出来事の一つの側面を象徴し、または類似している内的または外的きっかけに暴露された場合に生じる、強い心理的苦痛。

（5）外傷的出来事の一つの側面を象徴し、内的または外的きっかけに暴露された場合の生理学的反応性。

C　以下の三つ（またはそれ以上）によって示される、（外傷以前には存在していなかった）外傷と関連した刺激の持続的回避と、全般的反応性の麻痺。

(1) 外傷と関連した思考、感情または会話を回避しようとする努力。
(2) 外傷を想起させる活動、場所または人物を避けようとする努力。
(3) 外傷の重要な側面の想起不能。
(4) 重要な活動への関心または参加の著しい減退。
(5) 他の人から孤立している、または疎遠になっているという感覚。
(6) 感情の範囲の縮小（例：愛の感情をもつことができない）。
(7) 未来が短縮した感覚（例：仕事、結婚、子供、または正常な一生を期待しない）。

D （外傷以前には存在していなかった）持続的な覚醒亢進症状で、以下の二つ（またはそれ以上）によって示される。
(1) 入眠または睡眠持続の困難
(2) 易刺激性または怒りの爆発
(3) 集中困難
(4) 過度の警戒心
(5) 過剰な驚愕反応

E 障害（基準B、C、Dの症状）の持続期間が一ヶ月以上。

F 障害は、臨床的に著しい苦痛または、社会的、職業的または他の重要な領域における機能の障害を引き起こしている。

今日では、以上のような基準によって診断されるのがPTSDである。

この疾病概念の形成にとって重要な役割を果たしたのは、一九七五年に終結した一一年余におよぶベトナム戦争である。この戦争は、それまでのアメリカの戦争と同じく、太平洋をはさんだ海の向こうで戦われたものであったが、ナチ・ドイツ、旧日本軍との戦いや朝鮮での戦闘とは大きく違い、正規軍よりもベトコンと呼ばれたゲリラを相手にした泥沼の戦争になった。ジャングルや一般の村落に潜んで姿を見せず、巧妙な罠をしかけ、アメリカ軍兵士を奇襲する戦法が広く用いられ、それに手を焼いたアメリカ空軍の絨毯爆撃や枯れ葉剤を用いた生物戦へと発展してゆく。アメリカ軍兵士の心理的負荷はきわめて大きく、帰還兵の中に戦争体験による悪夢・不眠・アルコール依存などの精神症状が次第に多くみられるようになった。しかも戦争自体は、事実上アメリカの敗北で終わった。ベトナム戦争を闘った多くの兵士にとっては、虚脱感と空虚感だけが残る結果となったのである。

これが病名としてのPTSD概念成立の歴史的背景である。少なくとも当時のアメリカにおいては、一般市民の多くはPTSDとは無縁であり、PTSD患者の大半はベトナム戦争帰還兵であった[101]。アメリカの精神科医にとって、ベトナム戦争こそがそれまでの臨床にはなかった「新しい問題」を生み出したと言える。アメリカ精神医学にとって、ホロコースト犠牲者にみられた精神症状は、トラウトマンのような指摘を除けば、それ以降もまた本質的に取り上げられることはなく、それに代わってベトナム戦争後遺症としてのPTSDが成立したわけである。

遅発性ＰＴＳＤ

ところで、ＤＳＭ－Ⅳに示されたＰＴＳＤの診断基準には、「症状の始まりがストレス因子から少なくとも六ヶ月の場合」、これを「発症遅延」として特定せよ、との但し書きが付いている。その意味は、ＰＴＳＤが必ずしも外傷体験に直接引き続いて発症するとは限らず、一定の無症状期間をおいて発症する場合があるということである。すなわち、外傷体験と発病とのあいだには、一定期間の潜伏期がありうるということになる。この問題は、すでに取り上げた強制収容所後遺症の鑑定論文の中にも記されていた。また、第一章で概観したように、クレペリンの「外傷神経症」やヤスパースの「体験反応」も、体験から発症までのあいだに一定の期間がある場合を否定していない。

体験が、ある一定期間をおいて症状の発生（反応）につながるという現象に対しては、大きく分けて二通りの解釈が可能であろう。一つは、そうした潜伏期が事実として存在するという見方である。つまり、実際に体験直後およびその後の一定期間に反応は現れず、少なくとも精神医学的には問題のない正常な状態が続き、何らかの体験や環境上の問題などを機に、はじめて症状が顕在化する。このような図式は、すでに述べたフロイトによる精神分析にも採り入れられていた。すなわち、前思春期の性的外傷体験が、思春期以降の性的体験を契機に神経症症状として現れるとする説がそれである。その間に、外傷体験は意識から無意識の中へと抑圧されている。現在の症状は、たとえ潜伏期をはさんでいたとしても、あくまで過去の体験に原因をもつ。

もう一つの見方は、潜伏期というものは単なる見せ掛けであって、そもそも外傷体験から相当の時間が経って現れる反応自体が、その体験に基づく反応なのではない、とする解釈である。それは最初の外傷体験とは無関係な何ものかである。たとえ、臨床的には「反応」とよべる疾病であっても、真の原因はもはや最初の外傷体験などではない。——ヘンゼラー論文で挙げられている潜伏期の最長例は、「一九五三年になって」発症したケースである。一九五三年、すなわち連邦補償法成立の年になって、はじめて発症したケースというものは、少なくともヘンゼラーにとっては「きわめて疑わしい」症例にほかならなかったのであろう。法律的な補償制度が生まれたから反応を起こすのは、明らかにヒステリー的であり詐病的である、ということになる。

しかしながら、すでに見たように、強制収容所における体験が「収容ショック」という大きな外傷体験から出発するものの、それに引き続いてすぐに「急性離人症」にみられる感情麻痺を惹起し、その後の収容所での適応的な生活を可能としたように、一見社会適応的に見えて、その内実は外傷体験が感情障害のかたちで抑圧され表面化しない可能性は多いにあるだろう。それはけっして精神分析学だけの偏った見解なのではない。また、迫害犠牲者の多くが戦後すぐに解放されたとは言えず、むしろ生きることに精一杯の状況に置かれ、数ヶ月から数年が経ってはじめて人間らしい環境の中に落ち着くことができたであろうことも容易に推定できる。すでに引用したニューマンの事例にみるように、そのときになって、はじめて過去の悲惨な体験や境遇に関する記憶が呼び寄せられ、あるいは自身の外傷体験を回顧するだけの余裕が生まれたということである。

精神分析理論のみならず、PTSDについても発症遅延があり、それが診断基準の付加項目に加えられているのは、以上のことを考慮するのなら一向に不思議ではなかろう。ただし、その詳細な心理的メカニズムについては今なお明確ではない。しかし、こうした発症遅延のある、一定の潜伏期をおいて発病するPTSDに対しては、今日、「遅発性PTSD」という名称が与えられている。(102)

強制収容所症候群とPTSD

アメリカにおけるホロコーストへの認識は、アメリカ自身が起こした戦争（そしてかつ敗北した戦争）、すなわちベトナム戦争ののちになってはじめて一般的に高まったと言える。たしかに終戦直後からのニュルンベルク裁判にともなって、様々の衝撃的事実が公にされ、その資料の分析からホロコースト全体を研究対象とする一連の著作が公刊されていた。(103)しかし、冷戦のはじまりや朝鮮戦争、キューバ危機などを経て、ソ連との対決図式が固まると、アメリカではほぼ六〇年代を通じてホロコーストへの認識が次第に低下していった。それが再び根本的に再検討されるようになるのは、ベトナム戦争後のことと言ってよい。アメリカは、あたかも自国の戦争でうけた多大の犠牲を前にして、ようやく「他人の痛み」を知ったかのようにみえる。

一九七八年には、大統領の諮問委員会の一つに「ホロコーストに関する大統領委員会」が設けられた。これがのちにホロコースト記念館（ワシントンD・C）の建設へと発展する。[104] また、上述のようなベトナム戦争従軍兵士の後遺症が、PTSDとして精神医学の診断基準に盛り込まれる。テレビ映画『ホロコースト』が上映され、新たなホロコースト研究書が再び公刊されはじめる。

しかしながら、過去に起きた歴史事件としてのホロコーストが大々的な見直しをうけた一方で、その後遺症に関する研究は相変わらず関心の埒外にあったと言ってよい。強制収容所症候群を、PTSDという新しい概念で再検討してみようとする動きもほとんどなかった。まして、過去に著されたトラウトマンの論文が顧みられることなどは一向になかった。――アメリカの精神医学はPTSDを見出したが、強制収容所症候群を忘れてしまったのである。

では、PTSDは、これまでに検討してきた強制収容所症候群と比較したとき、どこが同じでどこが違っていたのか。強制収容所症候群は、すべてPTSD概念のみで説明可能であるのか。もし可能でないとするなら、われわれは今後、PTSDを含め、これまでの精神医学が取り上げてきた様々のトラウマ性精神障害に対して、何を補足し、何を修正してゆくべきであるのか。――われわれは最後に、これらの問題について考えてみることにしたい。

すでに前章で紹介したトラウトマン論文には、PTSDの骨格となるいくつかの基本症状が挙げられていた。繰り返される不安、パニック発作、悪夢などの症状からなる「トラウマに基づく不安症候群」は、ＰＴＳＤの診断基準（Ｂ）にも「外傷的な出来事の再体験」症状として、ほぼそのまま盛り込まれていると言ってよい。また、トラウトマンの指摘しているように、これらの不安症状はトラウマとしての外傷体験を契機として起こり、不安神経症のように幼児期の体験によって起こったものではないという基本的な基準も、ＰＴＳＤの基本概念に一致している。

しかしながら、トラウトマンが強制収容所症候群のもう一つの中核に据えた「悲哀症候群」は、今日のＰＴＳＤ診断基準においてを明瞭にはうたわれていない。とりわけ、生き残りの犠牲者にみられる重い罪悪感は、ナチ強制収容所における家族との苛酷な離別体験に基づいている。この罪悪感を原因とする抑うつ反応またはうつ病の発生が、生き残りの後遺症に当然多くみられても一向に不思議ではない。事実、前章に訳出した三つの論文ともに、「慢性うつ病状態」が多くの後遺症に共通して認められたと指摘している。同様の罪悪感は、すでにロバート・Ｊ・リフトンが広島における原爆被災者に見出している（「生き残りの罪悪感」Suvivor's Guilty Feeling, 一九六七年）[105]。つまり、ＰＴＳＤ概念には罪悪感や悲哀症状が診断基準の中から大幅に抜け落ちている点で、強制収容所症候群とは決定的に異なっていると言えるだろう。

ファン・デア・コルクらは、ＰＴＳＤ概念をさらに拡張して、それにうつ病の部分症状を加味した「複合型ＰＴＳＤ」の診断基準を発表した（一九九四年）[106]。それは、たしかに強制収容所症候群の概念に一歩近づいたものと言える。しかしながら、これらのＰＴＳＤ疾患群に共通する属性は、それが大きな意味での「神経症」概念の域を出ない点で、非常に大きな問題をもつ。事実、DSMにおいては、PTSDは精神分裂病や気分障害などの従来からの精神病とはまったく別の、不安障害という大項目の中に置かれている。PTSDの中核症状は、あくまでも従来からの神経症症状であって、精神病（とりわけ内因性）の症状に関連する基準項目は本質的にそこに含まれていない、と言ってよい。ヘンゼラーも先の論文で、後遺症が基本的には神経症概念によって説明がつくという主張を行っていた。しかし、トラウトマンの指摘した悲哀症候群、重症のうつ病状態、コレのいう慢性反応性うつ病などを、単なる神経症としてのみによって説明することには明らかな無理があろう。同様に、これらをPTSD概念だけで説明することにも問題がある。すなわち、強制収容所症候群の疾病学的な位置づけの問題が、ここで改めて問われなければならない。それは従来からの精神医学が機械的に区分してきた精神病と神経症の境界づけに関わる問題でもある。いずれにせよ、強制収容所の後遺障害を的確に言い表わすためにはむしろ、「外傷後慢性うつ病」（Posttraumatic Chronic Depression, PTCD）などという疾病概念を新しくつくることのほうが適切ではないだろうか。[107]

また、PTSDの前提となる「トラウマ」という概念（診断基準A）も、単に「危うく死ぬ、または重症を負う」という生命の脅威のみに視点を絞った、実際上はきわめて狭い体験概念にすぎない。強制収容所における体験は、すでに述べたように、単なる生命の脅威というなかば生物学的な体験だけに限られていたわけではない。そこには、より精神的な「存在意義（あるいは人間性）そのものの否定」という顕著な特徴が備わっていた。それは他者によって強圧的に加えられた持続的な精神的暴力である。決してＰＴＳＤの診断基準にある「一度または数度」の孤立的な体験なのではない。

さらにまた、強制収容所症候群は、次項で述べるように、単なる体験者個人だけの疾病にはとどまらず、体験者の次世代に対しても大きな病理的影響を与えたという特徴的な側面を有している。その点では、プリーモ・レーヴィの著書の邦訳題名と同じく、まさに「アウシュヴィッツは終わらない」のである。

いずれにしても、これまでのＰＴＳＤ概念のみをもって、強制収容所の生き残りにみられる後遺症のすべてを説明することは妥当ではないし、また可能でもない。

三　ＰＴＳＤ概念の課題と今後の問題

トラウマ概念の再検討

ＰＴＳＤ概念は、すでに述べたようにベトナム戦争帰還兵の戦争後遺症に端を発する。そこで問題となるのは、生命の脅威（戦闘）に伴う種々のトラウマである。例えば、戦場での負傷、戦友の戦死・負傷の目撃、捕虜体験、拷問、自らの一般人殺害体験などが、個々のトラウマとして取り上げられる。しかし戦争以外の平時においては、それは大災害、事故、犯罪などに伴う外傷体験とされる（前項・ＰＴＳＤ診断基準Ａを参照）。

たしかに、この基準に照らせば、強制収容所における体験も一見それに異論なく当てはまるようにみえる。また、上述のように、不安症状（外傷の再体験）ばかりではなく、うつ病の部分症状も加味した複合型ＰＴＳＤを引照するのなら、全体としての強制収容所症候群にかなり近い概念が出されているようにもみえる。

しかしながらＰＴＳＤのトラウマが、上述のように、もっぱら生命の直接的な脅威に関する外傷体験に限られ、しかも、そうした体験だけを前提としている点で、強制収容所症候群における体験のすべてをカバーしているようには思われない。また、強制収容所という密閉された空間での年余にわたる持続的な体験は、それが個々の体験を超えて、すでに一種の「環境」にまでなっていたことを指摘しておかなければならない。それは単なる一回または数回のトラウマではなく、日々新たに付け加わってゆく「持続性トラウマ」（Dauertrauma）あるいは「トラウマ環境」と言ったほうが正しいであろう。

解放後に生き残った人々に課せられた精神生活上の切実な問題も、こうした持続性トラウマ（環境）によって生じる種々の反応や症状をいかに回避するか、あるいは軽減させるかにあった。人間は、ある異常な環境のもとでは、それをごく当たり前の（すなわち正常な）環境と認識してしまう傾向をもつ。たとえそれが、いかに異常な環境であったとしても、その環境に生きる人間にとっては異常が日常となる。例えば、ウッジ（ロッズ）のゲットーにいて、そこから絶滅収容所ヘルムノに移送され、奇跡的に生き延びたユダヤ人シモン・スレブニク[108]（移送時一三歳）は、戦後四〇年を経て次のように語っている。

「だいたい、それまでの人生の中で、目にしたものといったら、死人だけ、死体だけだったたんです。おそらく、何もわかってなかったんでしょう。……ぼくがいたゲットーで、目にしたのも……、……一歩でも歩けば、たちまち突当たるのは、死人、死人、死人。ですから、こう思っていたんですよ。世の中は、こうしたものにちがいない、と。これが当たり前、こんなふうなんだ、と。ウッジの街路を、そう、百メートルも歩くと、死体が二百も転がっていたんですから……。[109]」

スレブニクはヘルムノで死体焼却係として強制労働に就かされ、約二十万人が抹殺されたと言われるこの収容所の、たった二人の生き残りの一人となった。彼は収容所においても「それが当たり前の世界」であるという認識をもち続け、毎日到着するガス・トラックから降ろされた死体を焼き続けた。そして「何も感じなかった」。この感情麻痺は、戦後もなおスレブニク自身によって堅持される。少なくとも彼自身は、外見上うつ病者のようには見えない。しかし、戦後イスラエルへ移住し、そこで新たな日常生活を再建したのちにも、スレブニクは生き生きとした感情を取り戻すことはできなかった[110]。

プリーモ・レーヴィは、戦後に生き残ったアウシュヴィッツの元同僚の何人かと連絡を保ち続けた。ある者は後遺症に悩み、ある者は何事もなかったかのように戦後の新しい生活をはじめた。それはまるで、アウシュヴィッツの生き地獄をまったく経験しなかったかのような、ごく普通の市民と同じ生活であった。そうした健康そうに見える生活再開者の特徴を、レーヴィは二つのタイプに分けて考察している[111]。

一つは、「すべてを忘れてしまう」人間である。「かつての収容所など、悲しみを呼び起こすような場所を再び訪れるのを拒み、話題にすることすら避け」、「すべてを遠ざけ、ゼロから生き始めたものたち」である。「あの苦しみは彼らにとって災害や病気のようなものだった。深い傷痕を残しはしたが、意味や教訓を考えさせるまでには至らなかった。あの思い出は彼らにとって、自分には無縁の、苦痛しか呼び起こさない侵入者にすぎなかった。それゆえ、早く捨てさろうとしたのだ」。[112]
もう一つのタイプは、戦後ローマに住むレーヴィの友人に代表される。「彼も長い間苦労を重ねて社会復帰し、仕事を見つけ、家庭を持った。……彼は、収容所や、長い帰還の旅で味わった苦難を、喜んで、生き生きと語ってくれる。だが彼の話はしばしば劇場向けの一人芝居のようになり、しかも、仕方なしに立ち会わされた悲劇的な事実よりも、自分が主人公の冒険を吹聴する傾向がある」。[113]

もちろん、このような一見健康そうに見える生き残りとならんで、レーヴィの周囲にも多数の後遺症患者がいた。アウシュヴィッツにはわずか一ヶ月しかいなかった同僚の一人も、忘れようと努力しつつ、それに成功していない。「この苦しみの一ヶ月間に見聞きした恐ろしい事実は、彼の心を深く傷つけ、生きる喜びと未来を建設する意欲を奪ってしまった」。[114] プリーモ・レーヴィ自身もまた、戦後なお、アウシュヴィッツの門をはじめてくぐったときの光景（「トラックが止まると大きな扉が現れ、その上に、アルバイト・マハト・フライという標語が、あかあかと照らし出され」る光景）が繰り返し夢に登場し、それに責めさいなまれていたという。[115]

後遺症への対応手段は、たしかに個々人によって違っていたであろう。一部の生き残りは、その忌まわしい記憶を忘却（抑圧）したり、冒険話などに作り替える（記憶の修正）ことによって自らの過去を乗り越えようとした。あるいは、感情を麻痺させたままで、自己を防衛し続けようとした。しかし、多くの生き残りは、そうしようと努力しつつも、それを達成できなかった。そして、そのまま戦後に新しい家庭を築くことになる。
いずれにしても、PTSD概念とその診断基準(A)が規定する「トラウマ」なるものは、それが基本的に一過的で短期的(非持続的)であるという点で、少なくとも強制収容所症候群の臨床にとってはきわめて不十分なものであることを確認しておきたい。

ホロコースト第二世代のトラウマ

強制収容所から、かろうじて生き残り、解放後に帰る故郷を失っていた迫害犠牲者の中には、ヨーロッパ大陸を棄てて新天地をめざした人々もいた。一九四八年には、ヨーロッパにおける難民キャンプのほとんどが相次いで閉鎖された(116)。彼らの一部は「約束の地」イスラエルに向かい、新国家の建設に参加した。しかし、多くの人々は北アメリカ(アメリカ合衆国およびカナダ)へと渡った。親類を頼った者もいたが、多くはゼロからのスタートを選んだ。彼らはそれだけ若い世代の人々であった。逆に言えば、彼らのほとんどが十代から二十代で強制収容所を体験した人々からなっていた。

このような若年の生き残りは、新大陸の地で家庭をつくり、子供をもうけた。つまり迫害犠牲者の第二世代が新しい土地で誕生することになったのである。戦後生まれのこの第二世代は、ちょうど日本の「団塊の世代」と同じ年齢層に当たる。彼らは戦後の学校教育の中で、第二次大戦の歴史を客観的に学ぶ。

ところが、その一方で、彼らの親の多くは過去にうけた被害について口をつぐんで語ろうとはしなかった。被害の当事者であった親にとって、虐待の過去はあまりに屈辱的であり、何よりも認めたくない問題、触れられたくない問題だったのである。そこには、過去の体験全体を抑圧しようとする防衛的な心理が、強制収容所における抑圧や感情麻痺と同じような意味で、依然として持続的に働いていた。家庭の中には、決して過去を語ろうとしない親と、それに触れさせようとしない重苦しい雰囲気が支配していた。――その結果、親と子のあいだには、真に打ち解けることのできない独特の緊張関係が生まれる。

自らもホロコースト第二世代の一人として、戦後の彼らが抱えた家族の問題を取り上げたアメリカの女性ジャーナリスト、ヘレン・エプスタイン（一九四七年―）は、こうした家庭状況を次のように語っている（彼女の両親はチェコ生まれのユダヤ人で、ともにアウシュヴィッツからの生還者である）。

「第二次大戦後アメリカにやって来たわれわれの両親たちは、私の目には皆風変わりで奇妙な人々に映った。彼らは普通のアメリカ人とは違っていたし、その子供である私たちも普通のアメリカ人の子供とはいささか違っていた。……もちろん皆、自分が育った家の中に心の痛みがしみわたっていることを充分知っていたが、決してそれを口にはしなかった。(117)」

「私が小さいころは、質問はたいていほかの子供たちからきた。『なぜあんたの母さんは腕に数字なんか書いてるの？』これに対し私が何と答えたのか覚えていないが、とにかくだれも二度とは同じことをたずねなかった。」(118)

何か途方もない秘密が家庭の中に隠されているという感覚は、「両親が子供の健康を損なうものは何であれ、自分に対する脅威」とうけとめ、「子供が物を食べないということも例外ではなかった」ほど、奇妙な親子密着の関係によっても生じる。

「父は私が物憂げで不幸そうにしているのを目にすると、腹を立てた。それは私や弟が転んで膝をすりむくと怒りだすのと同じことだった。……食卓は完全な沈黙に支配された。母が食べ始める。私も食べていた。しかし弟は食べ物に手もつけていなかった。……フォークを手でもてあそんでいたが、それがチョコレートミルクのコップに当たってかちんという小さな音をたてた。……弟がフォークを取り落とし、テーブルの上にソースをはね返す。『ブタめ！　おまえはブタ小屋のブタのような食べ方をするじゃないか。……肉が食べられるのを感謝しなきゃいかんところを、なんだおまえは、皿の上でつつきまわして。餓鬼め、みじめったらしい餓鬼めが！　おれたちがどんな食事をあてがわれてたか、知ってるのか！　一日七百カロリーしかもらえなかったんだぞ。』……母もこのニューヨークの台所で晩の食卓を囲む私たちとはまるで関係のない何かに、捕まってしまったように見えた。顎は硬直し、眼の周りは赤らんでいた。痛みが背中をとらえて、母は喘ぎ、それからむせび泣きを始め、台所から走り出ていった。」(119)

子供に対する奇妙で倒錯した気遣いは、先のトラウトマン論文でも触れられていた。すなわち、自分自身のみならず家族に対しても抱かれる異様な不安である。それはまた、逆に子供の側にも親に対しての強度の気配りを要求することになる。たずねたいことは山ほどあるが、「親はもろい人たち」であるがゆえに、「親を保護しなければならない」。その結果、抑制的で静かで、用心深い「大人びた子供」がうまれる。

こうした第二世代の心理的特徴を、エプスタインはおおむね次のようにまとめている。

① 悲しみを抑圧し、封じ込める傾向
② 怒りの内向（ときに自殺）
③ 不信感の強さ（ときに無神論者）
④ 孤立傾向（他の人たちとは違っているという意識）

エプスタインは広範な聞き取り調査の結果、これらの反応が第二世代に共通して認められるものとしたが、その一部は明らかに精神療法的関与を必要とする人々であった。一九七六年、ニューヨークでワルシャワ・ゲットーの生き残り一五人の子供たちは、「第二世代」というグループを作って会員を募集した。[120] 一九七七年、イスラエル人精神科医へローマ・マイリングはスタンフォード大学で第二世代についての講演を行っている。

「ナチ強制収容所で蒙った衝撃は、生き残った人の子供、あるいは孫の代にまでわたって、各々の人生において再体験される。組織的な人間性破壊の影響は、ひどい障害を伴う親子関係を通じ、一つの世代から次の世代へと伝達される。[121]」

こうした迫害の長期的な影響は、一部の精神科医によって「第二世代効果」（Second-Generation-Effects）と呼ばれるようになった。[122]

加害者におけるトラウマ――ドイツと日本

ドイツの戦後世界に多数の強制収容所体験者やその他の迫害犠牲者が生きていたことは、これまで述べたことからも十分に理解できるだろう。しかし、そこにはまた同時に、多数の（かつての）加害者も生き延びていた。例えば、ホロコーストという巨大絶滅機構に携わった大多数の人々は、ほとんど裁かれずに戦後の社会で生活を再開する。――大半の加害者は見逃された。

本書冒頭に触れたプリーモ・レーヴィが収監されていたアウシュヴィッツ第三収容所（モノヴィッツ）で、多数の囚人を強制労働に駆り立てていた化学コンツェルンI・G・ファルベン（I・G・アウシュヴィッツ）のクルト・アイスフェルト（人工合成ゴム工場ブーナの責任者）は、戦後ダイナマイト会社ノーベルの役員として社会に復帰した。同じくI・G・アウシュヴィッツのオットー・アンブロスは、食品会社クノールの社長におさまった。国家保安本部のオットー・フンシェは、戦後フランクフルトで弁護士を開業している。同じくルドルフ・ビルフィンガーは、マンハイムで判事となった。アイヒマン特別班のヘルマン・クルマイは薬局店主に、ハンガリー占領軍警察長官オットー・ヴィンケルマンはキール市議に、総督府でユダヤ人大量移送のための

〝特別列車〟を手配していた東部鉄道のヴァルター・シュティーアは西ドイツ国鉄理事に、ウッジ（ロッズ）でゲットー管理をしていた刑事警察のヴァルター・ツィルピンスは、ハノーファー警察署長になった。ヴァンゼー会議で混血ユダヤ人の強制断種案を提出した内務省次官ヴィルヘルム・シュトゥッカートは、ニーダーザクセンの経済振興協会の会長となり、同じく内務省でユダヤ人に「イスラエル」「サラ」のミドルネームを強制的に付けさせたハンス・グロプケは、アデナウアー内閣官房長になる。(123)

彼らは戦後、いずれもドイツ社会の上層階級として活動しはじめた加害者のほんの一部にすぎない。しかし、大半の加害者は一般市民として戦後社会の中へと溶け込んだ。(124) ホロコーストばかりではなく、強制断種や「安楽死」に関与した医師の多くも、ごく一部の者を除いて裁判にかけられることはなかった。(125) 犠牲者の戦後に対して、加害者の戦後はどうであったのか。彼らは、犠牲者たちとは違って、無傷のままであったのだろうか——。

すでに、独ソ開戦後のソビエト領内における移動射殺部隊《アインザッツグルッペン》のユダヤ人大量射殺が実行に移されはじめたころから、隊員の中には不眠症や胃潰瘍などの心身症を患う者が出るようになった。また、ラインハルト作戦以降の強制収容所勤務のSS隊員のなかにも、神経症にかかり入院する者が現れるようになった。中部ロシア警察長官で移動射殺部隊の監督者でもあったフォン・デム・バッハ・ツェレフスキ（SS大将）は、重度の胃腸障害で入院してしまった。彼は戦後、自らの罪を自己申告して一九六二年無期懲役の判決を言い渡されたが、病弱を理由に収監されず、一九七二年に在宅のまま死亡する。一九四一年八月、ミンスクでの移動射殺部隊を視察したヒムラー（親衛隊全国指導者）との会話を、ツェレフスキは日記に書き留め、一九五三年になってドイツ連邦文書館に寄贈した[126]。射殺現場に居合わせたヒムラーは、明らかな動揺を示したという。

「全国指導者殿、たった百人ですよ」

「どういう意味だ」

「部隊の隊員の目をご覧なさい。どんなに彼らが動揺していることか。この隊員たちは一生だめになってしまったんですよ。どんな部下を、私たちはここで訓練しているんでしょう。神経症か野蛮人かのどちらかですよ！」[127]

この視察以後、ヒムラーは射殺する隊員の心理的慰撫の方策を工夫しはじめる。ホロコースト史家のラウル・ヒルバーグは、そうした殺人者の心理的問題に対して加害者側のとった対策をおおむね次のように分析している[128]。

① 抑圧システム

i 必要関係者以外には情報を秘匿する

ii 情報を知った者は関係者とみなす（共犯関係の構築）

iii 一切の議論を避ける

iv カモフラージュされた用語（隠語）の使用（例えば、絶滅→浄化、ガス室殺人→滅菌または特殊治療《ゾンダーベハンドルンク》など）

v　批判の禁止

②　合理化システム

i　絶滅作戦そのものの正当化（ユダヤ人の陰謀、犯罪、危険性の宣伝）

ii　個人としての関与に対する正当化（一個人の感情から発する殺害であることを徹底的に否定。上官の命令、個人的無力さの強調、弱肉強食の論理、個人的逸脱行為への処罰、道徳的基準の恣意的変更など）

これらの心理的防衛システムは、たしかに大量殺人の現場を担当していた者の心理的負担を軽減したが、それでも、もっとも非人道的な局面はドイツ人以外の人間（ウクライナ人、ラトヴィア人、エストニア人など）に担当させていた。だが、にもかかわらず、加害者にトラウマが残らなかったとは言えない。例えば、アウシュヴィッツの収容所医師ヨゼフ・メンゲレは、戦後ブラジルへ逃亡し、裁かれぬままその地で死亡したが、追跡妄想様の恐怖・不安発作や悪夢に悩まされていた[129]。また、戦後になって起訴されなかったにもかかわらず自殺した者もいる。

いずれにしても、かつて半通俗的に語られてきたような「加害者」＝狂人、あるいはサディストとする断定はまったくの誤りである。大量殺人機構に関わった加害者は、ほとんどがごく一般的かつ教養のあるドイツ市民であった[130]。ただし、こうした防衛システムが全般的にはうまく機能したことに違いはない。個人的な価値観や感情を抑圧することは、単にユダヤ人であるという人種的理由によって大量虐殺を実行する人間にとって、むしろ必要不可欠な前提であったろう。アウシュヴィッツの生き残りの一人シマンスキは次のようなエピソードを語っている。

「……私ともうひとりがトマトの選別の仕事をしていたのですが、……ある日、突然ＳＳ隊員が部屋に入ってきて『トマトをいくつ食ったか?』と詰問されました。私は『二個です。すみません。いけないことはわかっていたのですが許して下さい』と答えました。すると、彼は部屋の隅にいたもうひとりの囚人のほうにいき『お前はなん個だ?』と聞いたのです。彼はドイツ語がわからないので、私が『ボスがなん個食べたかと聞いているよ』と教えました。すると彼は『食べてない、食べてない』と片言のドイツ語で答えました。ＳＳ隊員は『じゃあ口を開けてみろ』と命令しました。ところが、仲間の歯にはトマトの皮がついていたのです。ＳＳ隊員は部屋の隅に置いてあった熊手を折り、その柄で頭から血が流れるほど思い切りなぐりつけました。そして部屋にあった化学肥料を一掴み彼の頭にふりかけ、出て行きました。彼はその後、作業に出てきませんでした。たぶん死んだのだと思います。そのとき、非常に驚いたことは、そのＳＳ隊員がきわめて冷静だったことです。感情を爆発させてなぐったのなら、まだわかります。しかし終始冷静でした。これはショックでした。……」[131]

大量殺人や残虐行為に際して、感情を抑圧し、まるで殺人ロボットのようにふるまった例については、ほかにも多数の証言がある。しかし、一方でこうした感情抑圧は、抑圧された感情を再び取り戻そうとする奇妙な試みとなって現れる。例えば、アウシュヴィッツ・ビルケナウでガス室殺人を監督した親衛隊員が、そのあと囚人の音楽家で編成した楽団にシューマンのトロイメライを演奏させ涙を流すなどの、一見グロテスクとも思える行動をとっている。[132]だが、大量殺人の記憶は戦後もなお抑圧され続けなければならないものであった。

ここで問題となるのは、むしろ、こうした防衛機制が戦後もなお機能し続けたという点にあるだろう。彼らは、加害者としての抑圧システムを戦後も利用し続けたのである。それは、単に裁判での言い訳（エクスキューズ）に使われたばかりではなかった。たしかに、起訴された多くの加害者が、自己正当化のために上記のようなシステムを使った弁明をしている。例えば、アウシュヴィッツ強制収容所長だったルドルフ・ヘス（当時SS中佐）は、戦後ポーランドの刑務所でしたためた手記にこう記している。――「私は、それと識らずして、第三帝国の巨大な虐殺機械の一つの歯車にさせられてしまっていた」。[133]また、六千人に及ぶフランスのユダヤ人をアウシュヴィッツへ移送した元外務省次官のエルンスト・フォン・ヴァイツゼッカーは、ニュルンベルク裁判で同様に「個人の無力」を強調している。[134]

しかし、こうした自己正当化（合理化）や弁明は、加害者がその罪に直面したとき、すなわち、それを外部から指摘されたときに、はじめて利用されたのであって、そうでない限り用いられることはなかったといってよいであろう。加害者が戦後社会の中で、もっぱら用いたのは抑圧の防衛機制であった。過去は語られることなく、加害者個人の胸のうちに深くしまい込まれた。裁判や歴史ニュースなどに際しても、加害者個人はあくまでも傍観者の一人であった。つまり、ここでも被害者側の心理と同じような防衛機制が働いていたと言える。それゆえ、加害者の第二世代もまた、自分たちの親から過去の事実を直接聞くことはなく、歴史から目をふさがれ、不自然に遠ざけられていたのである。

こうした戦後の抑圧によって、加害者の第二世代も、ホロコースト第二世代と似たような精神的状況に追い込まれていたと言えるだろう。彼らの家庭にも、戦争に参加した父親の過去を正面から問いただせない重苦しい雰囲気があった。そして父親も、口をつぐんだまま何も語らなかった。[135] 被害者側第二世代と同様の長期的影響、すなわち「第二世代効果」が、加害者の側においても現れていると言ってよいであろう。そこに見られる親子関係の障害については、戦後四〇年を経た一九八五年になって、イスラエル在住のユダヤ人ダン・バルオンが、はじめてドイツで聞き取り調査を行っている。[136] その結果、加害者の第二世代にみられた共通の心理的特徴として、

① 親の罪責を知った結果、自分にも残虐な血が流れているのではないかとの不安や自己嫌悪に陥る

② 反動形成（親とはまったく別の職業や生き方を選ぶ）

③ 歪んだ自我形成

などが指摘された。

ホロコースト第二世代と共通する点は、いずれも親が自らの精神史を語らなかった、という点である。

しかしながら、このような親子関係は、むろんドイツだけではなく、戦後の日本においても珍

しくなかったと言えるだろう。たしかに、日本の戦争犯罪をドイツのそれと比較して論じることはできないし、またするべきではない。それは日本の戦争犯罪を矮小化することにつながるであろう。そもそも日本は、ドイツよりも早く戦争に突入していた。一九三一年にはじまる中国東北部（満州）への侵略以来、中国各地で軍事力を行使しつつ強制的な統治を行い、一九三七年には中国全土への侵略をはじめる。以後一九四五年に至るまで、日本は一日も休むことなく戦争をし続けていた。その結果は、ドイツとまったく同様に、多数の被害者と加害者を生み出すに至った。

もちろん、被害者側には戦闘行為によって死亡した兵士や一般市民だけが含まれるのではない。南京大虐殺の犠牲者、強制労働に徴用された中国人・朝鮮人・インドネシア人など、七三一部隊をはじめとする細菌戦部隊の人体実験で殺害された中国人・朝鮮人・モンゴル人・ロシア人、あるいは各地の陸軍病院における生体解剖の犠牲者、多数の餓死者、毒ガス戦の犠牲者などが含まれている。また、兵士以外の一般日本人にも、遺棄された開拓団難民、孤児、毒ガス工場労働者、世界最初の原爆被災者らがいる。

しかし、大多数の日本人が加害者の側に立っていたことは明らかである。そしてドイツと同様、ごく一部の者だけが裁かれたにすぎない。戦争に生き残った人間のその後の心に何が起こっていたのか。また、彼らが戦後新しく築いた家庭の中で、それは第二世代の子供たちにどう伝えられたのか——。

戦争に兵士として参加し、戦後帰還した人々は、おおむね大正以後（一九一二年以降）の生まれである。敗戦時点で、ほぼ二十歳代に相当する若い人間が一般兵士には多かったであろう。彼らは、その親世代と同様に、教育勅語（一八九〇年制定）と国家神道による幼少期からのマインド・コントロールをうけてきた世代である。「神州不滅」「国体護持」などのスローガンを信じて育ち、自らも「天皇の兵士」として戦った人々にとって、敗戦の詔勅はそれまでの人生の総否定にも通じる虚脱体験であったろう。[137] 彼らは、当然ながら敗戦を堂々と他人に語ることはできなかった。それは「敗戦」の否認であり、抑圧である。[138] また、多くの者が自らの戦争体験をはっきりと子供に伝えることもできなかった。

そうした帰還兵士の作った戦後の家庭は、どこか安らぎのない緊張した雰囲気を宿していた。多くの家庭に、近寄り難く怖い父親がいた。敗戦の日から、一日も酒を欠かさずに飲む父親、酔って家族に暴力を振るう父親、戦争体験を隠して一言も語らない父親――こうした父親は戦後どこの家庭でも珍しくはなかったはずである。[139] その子供（第二世代）は、ホロコースト第二世代やナチ加害者第二世代とまったく同様に、何か重苦しい箱の中に閉じ込められて育った。敗戦後の貧しさ、混乱、苦難から脱却することが、どの家族にとっても最優先の課題となり、無言で仕事に没頭する親や「国のため、天皇のため」を「経済的成功のため、会社のため」と置き換えて働いた親が、日本の戦後社会においては圧倒的多数を占めていたはずである。家庭内の豊かな感情的交流は二の次とされ、仕事優先、会社優先の社会は、いつしか奇跡的な高度経済成長を生み出した。資源に乏しい日本が、世界第二位の経済大国となるまで、わずか半世紀もかからなかったという事実は、それ自体が驚きであるよりもまえに、異常である。

個々の家庭にみられた親世代の重い沈黙ばかりではなく、政府も官僚もまた、歴史教科書を検定し続けることで、国を挙げて歴史の隠蔽と否認に全力を注いできたのではなかったか。過去を直視せず、加害を語ろうとしてこなかった結果、日本はたしかに数字の上では経済大国になった。しかし、そのツケは、非人間的な受験戦争と大量のうつ病患者を生み出し、「過労死」(Karoshi)という世界に類のない言葉を作り出す社会となって、戦後半世紀がすぎた今、われわれの目の前に現出している。

個人病理から世代病理へ——精神病理学の未来

一九九八年になって、アメリカのレイチェル・イェフーダらは、ホロコースト生存者の子供(つまり第二世代)にみられるPTSDの罹患率に関する精神医学的研究を発表している。その結果、第二世代は、そうではない一般の同世代ユダヤ人対照被験者に比して、PTSDへの罹患・有病率はともに高く、またPTSD以外の精神疾患罹患率も高いことが判明した。[140]
すでに述べたように、強制収容所症候群は生き残りに対してのみならず、その第二世代にも深刻な影響を与えることが一部の精神科医によっても報告されていた。また、ベトナム戦争帰還兵の子供にPTSDが多いとする報告[141]もあった。しかしながら、世代を超えて一体何が伝えられるのか、どのような精神医学的影響がみられ、それが次世代の心にどんな種類の病理を惹き起こすのか、などについての詳細な医学研究はいまだ存在しない。イェフーダらも、この点に関しては「親自身の過去の体験からくる特殊な親子関係」の影響を推定しているだけである。具体的には、親が子供の身体的・精神的ダメージに対して異常に過敏か逆に鈍感すぎる、過去の喪失体験を埋め合わせようとして子供に過剰な期待をする、またその期待からくる子供への「過敏性」(hypervigilance)と「不信感」(distrust)の強さ、などである。だが、このような単純な指摘だけでは、エプスタインが調査した第二世代への波及効果以上の内容とはならない。

ただしイェフーダらは、ホロコースト第二世代が、DSM-Ⅳにある PTSD診断のA基準(生命の脅威となる体験)よりも、直接「生命の脅威とはならない出来事」(a non-life-threatening event)の方に「よりストレスを感じやすい」という調査結果をも併記している。それは戦争や事故、災害、レイプなど、PTSD診断のA基準には当てはまらない種類の出来事であり、具体的には離婚、家族の死亡など「親しい人物の喪失」(loss of a significant other)の体験である。これは戦後の精神病理学がかろうじて指摘した「うつ病の発病状況(状況因)としての喪失体験」とも共通している。しかし、イェフーダらはそれがうつ病ではなく、少なくとも第二世代のPTSD発症の原因にもなりうることを指摘し、ホロコースト第二世代にみられるPTSDを「世代間PTSD」(Intergenerational PTSD)と呼んでいる。

強制収容所症候群が単なる賠償神経症であるのか、あるいはPTSD(ただし少なくとも複合型の）であるのか、それとも慢性うつ病であるのか、——また、それらのいずれでもなく、まったく新しい別の病態であるのか。この問題に最終的にこたえることは、本書の範囲内ではきわめて難しい。しかしながら、本書がアウシュヴィッツを基点に辿ってきた精神病理学の戦後史は、少なくとも次のような結論にたどり着いたと言ってよいかもしれない。

それは、ホロコーストにせよ南京大虐殺にせよ、また被害者の側と加害者の側を問わず、個人を超えてそれ以降の世代にまで確実に伝達される精神病理がはっきりと存在していること、同様に、そうした一つの世代という集団に共通する無視することのできない歪みが現実に認められること、である。ただしそれは、決してユングの言う集合無意識などのような半神秘主義的概念を指しているのではない。また、親から子へと遺伝によって伝えられる脳の生物学的変化などの身体論的因果関係を意味するものでもない。

これまでの精神病理学は、もっぱら個人の精神病理を問題とし、それを「症例」として分析し、病因の在り処を個人の内部にだけ求めようとしてきた。とりわけ、戦後一時期のドイツ精神病理学（いわゆる現象学的・人間学的精神病理学）にそうした傾向が顕著にみられたように思う。そこにおいては、個人（患者本人）の病理だけが徹底して追及され、病気の最終的な責任の座もまた、「現存在様態」「実存様式」などの一見価値中立的に響く哲学用語を駆使しながらも、実は患者個人へと帰せられることが少なくなかった。親世代の病理や、それが患者世代へ与えた影響などの心理的分析は研究の埒外に置かれていたと言ってよい。

それに対して、将来の精神病理学は、患者個人の内面的状態のみならず、家族とその世代間関係に関しても、決して鈍感であってはならないであろう。単なる個人の病理だけではなく、むしろそれを生み出す歴史的・社会的病理を視野に入れ、それに対して批判の目をむけてゆく幅のある学問的姿勢を実践してゆくべきである。本書に紹介したクルト・コレ論文の最後の段で、コレ自身が強調しているように、精神病理学はあくまでも「広義の社会科学の一科目と考えられるべき」であろう。

たしかにPTSDも強制収容所症候群も、あるいは加害者側の心理状態ですらも、当の個人における後遺症を超えて、次世代へと伝えられる性格をもった精神病理とみなすことができる。しかし、次世代への伝播によって「世代病理」となる精神疾患は、決してこれだけにとどまることはないはずである。むしろ大多数の精神病理は、家族を中心とする人間関係の中で世代を超えて確実に伝えられてゆく性格を宿しているのではないか。――一度は戦後史の中で隠蔽されてしまった強制収容所症候群も、それをもう一度再検証することによって、われわれは未来の精神病理学に対して確実に貢献することができるであろう。

そうなったとき、精神病理学は、はじめて患者個人の歴史だけを対象としない、患者をとりまく家族や社会の歴史を視野に含めた有意義な治療的フィールドを獲得することができる。そして、それこそが心を病む患者に対して、真の理解と治療的援助を提供する道を、治療者に開かせることにつながるであろう。

注

1　プリーモ・レーヴィ、竹山博英訳『アウシュヴィッツは終わらない』朝日新聞社、一九八〇年。

2　「ブーナ」とは、軍需目的から合成ゴムを必要としたナチ・ドイツが、それを大量かつ安価に生産するために建設したアウシュヴィッツの付属強制収容所の一つにあった工場で、化学合成のためのブタジェンとナトリウムの頭文字から命名されたものである。この収容所は、通称アウシュヴィッツ第三収容所と呼ばれたが、一九四四年になって「モノヴィッツ」と改称される。ここにはドイツを代表する化学コンツェルンのI・G・ファルベンや巨大電気産業ジーメンス、鋼鉄会社クルップなどの大軍需企業が入り、親衛隊と協定したうえで、多数の囚人を安価な労働力として強制的に駆り立てていた。

3　ヴィクトール・E・フランクル、霜山徳爾訳『夜と霧』みすず書房、一九七二年、九六頁。

4　ヘレン・エプスタイン、マクミラン・和世訳『ホロコーストの子供たち』朝日新聞社、一九八四年、九七頁。

5　代表的な著作には、コーエン・E・A、清水幾太郎他訳『強制収容所における人間行動』岩波書店、一九五九年。フランクル・V・E、霜山徳爾訳『夜と霧』みすず書房、一九七二年。ベッテルハイム・B、高尾利数訳『生き残ること』法政大学出版局、一九九二年　などがある。

6　グリージンガー（Wilhelm Griesinger, 1817–68）はドイツ最初の精神医学教科書の著者。一八四五年に出版されたこの教科書『*Die Pathologie und Therapie der psychishen Krankheiten — für Aerzte und Studierende*』の冒頭に、彼の有名なテーゼが記されている。なおこの教科書（第二版第二刷）は、一九六四年にアムステルダムの Bonset 社から復刻版が出されていて、今日でも入手可能である。

7　ヴィーンのユダヤ人医師フロイト（Sigmund Freud, 1856-1939）は、パリの神経学者シャルコーのもとでヒステリーの催眠療法を学び、一八九〇年代に自由連想法を開発して精神分析学を創始することになる。
8　この間の動向の詳細については、第一章で再び取り上げるが、全体的な流れについては、拙著『精神医学とナチズム』（講談社、一九九七年）を参照。
9　小俣和一郎『ナチスもう一つの大罪―「安楽死」とドイツ精神医学』人文書院、一九九五年、二一二頁以下。
10　ごく最近になって刊行された、精神医学者の野田正彰『戦争と罪責』（岩波書店、一九九八年）が、戦後この問題に正面から向き合おうとした唯一の著作と言ってよいであろう。
11　その代表例は南京大虐殺（一九三七～三八年）であるが、これとても十分に検証されたわけではなく、多分にイデオロギー的で、肯定か否定かの粗雑な議論が感情的に繰り返されてきた。ただし七三一部隊における人体実験の事実については、近年にいたってようやく一般にも知られるようになった。
12　Oppenheim, H.: *Die traumatischen Neurosen*, 1889.
13　Strümpell, A.: Über die Untersuchung, Beurteilung und Behandlung von Unfallkranken, *Münch. Med. Wschr.*, 42, 1895.
14　エティエンヌ・トリヤ、安田一郎・横倉れい訳『ヒステリーの歴史』青土社、一九九八年、一七八頁以下。
15　Kraepelin, E.: *Psychiatrie*, 8. Aufl., Barth, 1915.
16　ヒポクラテス全集は古代ギリシアの医師ヒポクラテスの著作とされているが、実際にはヒポクラテス没後に弟子たちによってまとめられた医学書である。またヒポクラテス自身の実在性をめぐっても、医学史上疑問が出されている。この全集の邦訳は、おもにドイツ語版を底本として刊行された（今裕訳『ヒポクラテス全集』岩波書店、一九三一年）。

17　同全集、一一四九頁以下。

18　リトレによる仏語訳は一八三九年から一八六〇年にかけてギリシア語から行われ、これがその後のドイツ語訳（一八九五年）および英訳（一九二三年）版の下敷きになったと言われる。

19　シャルコーの臨床講義には若く美しい女性患者が供覧され、シャルコーの催眠暗示によって意のままに発作を起こした。有名なアンドレ・ブルーイェによる絵画「シャルコー博士の臨床講義」は、この様子を見事に描いている。

20　Freud, S., Breuer, J.: *Studien über Hysterie*, Deuticke, 1895.（懸田克躬訳「ヒステリー研究」『フロイト著作集七』人文書院、一九七四年）。

21　ちなみにフロイトによれば、この驚愕こそが外傷の中心的要件となる。それゆえフロイトは外傷神経症の中でも、とくにその中核となるものを「驚愕神経症」（Schreckneurose）と呼んで区別する。

22　この放棄の理由をめぐっては、フロイト研究者のあいだでも様々の推測や議論がある。フランスの分析医バルマリは、父親のヤコプ・フロイトが過去に犯した性的過ちを、フロイト自身が父親の死に直面して抑圧したためとしている（マリー・バルマリ、岩崎浩訳『彫像の男』哲学書房、一九八八年）。

23　砲弾ショック（shell shock）とは、はじめ、砲撃をうけたときに生じる急性の反応を指す言葉として作られたが、のちに戦争神経症一般に対しても使用されるようになった。

24　Berliner Psychoanalytisches Institut の略。一九一〇年、カール・アブラハムによって、ドイツにおける精神分析学の拠点として創設された。

25 小此木啓吾「ユダヤ人フロイト」『現代思想』第五巻第六号、一九七七年、二七九頁以下。

26 Freud, S. : *Jenseits des Lustprinzips*, Wien, 1920.（小此木啓吾訳「快楽原則の彼岸」『フロイト著作集6』人文書院、一九七〇年）。

27 Freud, S. : *Die Traumdeutung*, Deuticke, 1900.（高橋・菊盛訳「夢判断」『フロイト著作集2』人文書院、一九六八年）。

28 小此木、前掲論文。

29 ドイツ最初の大学精神病院となったのは、一八六七年グリージンガーによって整備されたベルリン・シャリテである。

30 Kretschmer, E. : *Der sensitive Beziehungswahn*, Springer, 1950.（切替辰哉訳『敏感関係妄想』文光堂、一九六一年）。

31 Jaspers, K. : *Allgemeine Psychopathologie*, Springer, 1913.（西丸四方訳『精神病理学原論』みすず書房、一九七一年）。

32 Schneider, K. : *Klinische Psychopathologie*, Thieme, 1973.

33 Jaspers 前掲書。

34 Schneider 前掲書。

35 シュナイダーのいう精神病は、もっぱら外因（身体因）と内因（原因不明）によるものだけである。

36 Schneider 前掲書。

37 ただし、今日世界的に広く用いられている疾病分類基準（ＩＣＤまたはＤＳＭ）では疾病（障害）の重複診断を認めている。

38　タデウス・シマンスキ、永井清彦訳編『恐怖のアウシュヴィッツ』岩波書店、一九八七年。

39　ポーランドや旧ソ連へと領土を拡張しようとするヒトラーの意志はすでに『わが闘争』の中で述べられているが、独ソ戦を前にした一九四一年三月三日のこの発言は、それをさらに強調するものとなった。ちなみにヒトラーのこのときの発言に「ユダヤ人問題の最終解決」を指示することばが含まれていたといわれる。詳細はラウル・ヒルバーグ、望田・原田・井上訳『ヨーロッパ・ユダヤ人の絶滅』（上巻）柏書房、一九九七年、二一四頁を参照。

40　帝国保安本部長官の立場にあったハイドリヒは、実行のためにゲーリング署名の指令文書（一九四一年七月三十一日付）をアイヒマンに作成させていた（ヒルバーグ前掲書、三〇四頁）。

41　「価値なき生命」（Lebensunwertes Leben）とは一九二〇年に刊行されたビンディングとホッヘの共著の題名『価値なき生命の抹殺に関わる規制の解除』に由来する。とくに精神医学者であったホッヘは、この書物の中で治癒不可能な分裂病者や痴呆患者などを「精神的死者」として定義し、彼らに対する安楽死が法的に認可されるべきことを主張した。

42　小俣、前掲書9。

43　ヘルムノにおける大量殺人は、一九四一年末から四三年三月まで（第一期）、および四四年六月から四五年一月まで（第二期）、の二期にわたる。殺害方法は全期間を通じてガス・トラックの排気ガスによるものであった。

44　マイダネックはルブリン郊外に開設された強制収容所であったが、一九四二年、市内のゲットーを解体する目的からここにもガス室が備えられた。殺人の対象は主にユダヤ人児童であった。犠牲者は五万人以上にのぼるといわれる。

45 ベルツェック、ゾビボール、トレブリンカの絶滅収容所に付設されたガス室は、いずれも「安楽死」作戦に際してドイツ国内に設けられたガス室の設計・施工者エルヴィン・ラムベルトの指揮により建設されたもの。ラムベルトは戦後逃亡して裁かれることはなかった。

46 ヒルバーグ、前掲書。

47 同書・下巻、二二三頁。

48 Internatinal Military Tribunal: *Trial of the major War Criminals (Nuremberg, 1947-49)*, Nuremberg Military Tribunals: *Trial of War Criminals (Wasington DC, 1947-49)*

49 Poliakov, L.: *Breviaire de la haine*, Paris, 1951、および Reitlinger, G: *The final solution*, London, 1953 の二著がその代表である。

50 もちろん、犠牲者をユダヤ人だけに限定することは間違っている。すでに述べた精神障害者「安楽死」における犠牲者以外にも、シンティ・ロマ、同性愛者、聖書研究者（エホバの証人）などが比較的少数とはいえ、広く抹殺されていたことを忘れてはならない。

51 フランクル、前掲書、八三頁。

52 コーエン、前掲書、一三五頁。

53 同書、一二九頁。

54 同上。

55 フランクル、前掲書、一〇〇頁以下。

56 コーエン、前掲書、一三九頁以下。

57 同書、一四七頁。

58 同書、一九五―一九六頁。

59 シマンスキは故郷の町でボーイスカウトの指導者であったことを理由にゲシュタポに逮捕されアウシュヴィッツへ移送された。彼の囚人番号は20034であった。戦後は自らアウシュヴィッツ博物館の管理者となり、一九八六年には来日して各地で講演を行った。

60 シマンスキ前掲書、二一一頁。

61 同書、二〇頁。

62 同書、三六頁。

63 アウシュヴィッツへ移送されたギリシャ系ユダヤ人ボクサー、サラモ・アルーテの報告を基に作られたアメリカ映画『生きるために』（原題『魂の勝利』一九八九年）は、収容所でのこうしたでき事を描き出している。

64 ロゴテラピーにおいてフランクルは人間の生にとって重要な三つの価値（Wert）を強調する。すなわち「創造的価値」「体験的価値」「態度価値」（Einstellungswert）である。とりわけ、苦痛や苦悩にも意味を見出す「態度価値」こそが人生にとってもっとも重要であり、この価値観が失われると人間は神経症（実存神経症、Noogene Neurose）に陥るとする。フランクルにとって人間とは生きる意味をたえず探し求める存在であって、それは人間固有の意志（Wille）にも似た強固な性向である（「意味への意志」）。

65 プリーモ・レーヴィ、前掲書、四一頁。

66 次章に掲げるトラウトマンの翻訳論文に同様の訳語を用いた。ただし、これを原文に忠実に訳せば「絶滅収容所症候群」（Vernichtungslager-Syndrom）となる。強制収容所（KZ）という言葉を用いるなら

「強制収容所症候群」（＝KZ－Syndrom）となるが、いずれにしてもこれらの言葉は精神医学の中で定着することはなく、今日では特別な定義付けなしに用いられることはない。なお、類語として過去の学術論文に「強制収容所障害」（KZ－Schäden, ヤコプ、一九六一年）「強制収容所神経症」（K.Z.－Neurose, ベンスヘイム、一九六〇年）などが散見されるが、いずれもその後一般化することはなかった。

67 一九四六年末時点での西側地域での推計値（ヒルバーグ前掲書、下巻、三六一頁）。

68 ヒルバーグ、前掲書、下巻、三六三頁以下。

69 同上。

70 ニューマンは戦前のドイツ・ブレスラウ（現ポーランド領）にユダヤ人を両親として生まれた。旧姓はユーディット・シュテルンベルク（Judith Sternberg）で、看護婦教育をうけ病院に勤務していたが、一九四二年二月二十三日アウシュヴィッツへ強制移送された。ブレスラウからの移送者は約一万人にのぼり、そのうち三八名だけが生き残った。三八名中、女性はわずか二人だけで、ニューマンはそのうちの一人である。戦後アメリカへ移住し、結婚してニューマン（Newman）姓となる。

71 ジュディス・ニューマン、千頭宣子訳『アウシュヴィッツの地獄に生きて』朝日新聞社、一九九五年、一七三－一七四頁。

72 Häfner, H. : Zur Psychopathologie der halluzinatorischen Schizophrenie, *Arch.Psychiat.Neur.*, 192; 241, 1954.

73 同じくユダヤ人ゆえにアメリカへ移住した同姓の精神病理学者エルヴィン・シュトラウスと混同してはならない。Strauss, H. : *Nervenarzt*, 28, 344, 1957.

74 これらの裁判で人体実験や「安楽死」作戦に関与した一部の医師らが裁かれたが、法廷で裁かれたものは近代医学の理念やモラルそのものであったとみることもできる。それをうけて作成されたニュルンベルク・コードは戦後の人体実験に際しての個人の自己決定権の尊重を重要な指針として打ち出した。

75 ヒルバーグ、前掲書、下巻、三二四頁。

76 代表的なものに一連の「安楽死」裁判がある(ハダマール、アイヒベルク、グラーフェネック裁判など)。しかし、これらの裁判を通じて死刑判決を受けた医師は一人もいない。

77 フランスのユダヤ人六千人をアウシュヴィッツへ移送した外務省次官エルンスト・フォン・ヴァイツゼッカーはニュルンベルク関連裁判で五年の懲役刑に処せられたが、このときの恩赦で釈放された(一九五一年)。また戦犯として拘留されていた国防軍元帥のアルバート・ケッセルリングやエーリヒ・フォン・マンシュタインらにも減刑・釈放措置がとられた。ほかにも多数のナチ犯罪人が保釈され社会復帰を果たす。

78 国家保安本部のゲシュタポ第四課長でユダヤ人強制移送の責任者だったアドルフ・アイヒマンは、戦後ヴァティカンの助けをかりてアルゼンチンへ逃亡し、「リカルド・クレメント」の偽名でブエノス・アイレスのメルセデス・ベンツ工場で働いていた。一九六〇年、イスラエルの情報機関によって逮捕され、エルサレムで裁判にかけられ、一九六一年に死刑判決を受けた(刑の執行は一九六二年)。

79 ほぼ同時にソ連占領下の東側もドイツ民主共和国(東ドイツ)として独立する。

80 当時の西ドイツとイスラエルの政府間交渉は一九五二年にオランダのハーグではじめられていた。

81 ヒルバーグ、前掲書、下巻、三六九頁以下。

82 *Bundesgesetzblatt*, Nr.62, 1953.

83 ナチ断種法は当時の国内法=合法とみなされ、その戦後補償の実現は大幅に遅れる。詳細は市野川容孝「ドイツ—優生学はナチズムか?」米本・松原・橳島・市野川『優生学と人間社会』所収、講談社、二〇〇〇年、五一―一〇六頁を参照。

84 原田正純「専門家による「負の装置」」、栗原・小森・佐藤・吉見編『越境する知 四・装置：壊し築く』所収、東大出版会、二〇〇〇年、一六五―一九七頁。

85 小俣、前掲書9。

86 小俣、前掲書8参照。

87 ユングは独ソ戦のはじまる一九四一年まで会長職にあった。

88 マトゥセックはその後、強制収容所の後遺症にみられた発病状況を（いとも安易に）「負荷状況」として広く一般化する。パウライコフはうつ病や非定型精神病の発病状況を論じ、キスカーは精神分裂病の中に心因的な発病状況をもつ症例をエゴパチー（Egopathie）として独立させる。

89 Matussek, P.: Die Konzentrationslagerhaft als Belastungssituation, *Nervenarzt*, 32; 538, 1961. Jacob, W.: Gesellschaftliche Voraussetzungen zur Überwindung der KZ-Schäden, *Nervenarzt*, 32; 542, 1961. Bensheim, H.: Die K.Z.- Neurose rassisch Verfolgter, *Nervenarzt*, 31; 462, 1960 などを参照。

90 市野川、前掲書を参照。

91 ただしコレの引用例にもあるとおり、多くは婦人科での鑑定例であって精神医学的鑑定の対象となったものは少なかったものと思われる。すでに本文で指摘したように、断種に随伴する「精神的苦痛」のみでは補償法の対象とはならなかったからである。

92 注21参照。

93 これをうけてハンナ・アーレント『イェルサレムのアイヒマン』（大久保和郎訳、みすず書房、一九六九年）、ラウル・ヒルバーグ（前掲書）の初版などが刊行される。

94　東西冷戦のピークとなったキューバ危機に際してアメリカ大統領をつとめたJ・F・ケネディのベルリンでの演説（「Ich bin ein Berliner!」）は、こうした政治的空気をいっそう刺激するもの（あるいはそれを利用して米ソ対立をあおるもの）となったであろう。

95　Weitbrecht, H.J.: *Zur Typologie depressiver Psychosen*, *Fortschr. Neurol. Psychiat.*, 20; 247, 1952.

96　ヒルバーグ、前掲書、下巻、三八一頁。

97　すでに退官したバイヤーは、このタイトルのもと一九八二年ミュンヘン大学精神病院で講演を行っている。その際、バイヤーの批判の対象は当時のソ連における政治犯に対する電気ショックや向精神薬大量投与などの処遇であった。

98　DSM－IおよびIIがフロイト流の力動精神医学に準じた反応型の疾病分類を提示したのに対して、III以降はクレペリン体系を大幅に採り入れ、生物学的精神医学に親和的な分類に変わった。

99　正確にはこのIVが発表される以前に、IIIを改定したDSM－III－Rが一九八七年に刊行されている。

100　高橋・大野・染矢訳『DSM－IV精神疾患の分類と診断の手引』医学書院、一九九五年。

101　一九八七年にアメリカ・セントルイス市で行われたPTSDの疫学調査によれば、一般人にみるPTSDの頻度は約一％、婦女暴行・強盗被害者で三・五％、負傷した帰還兵で二〇％となっている（*Newengland Medical Journal*, 1987による）。

102　PTSDの発達遅延はDSMでは六ヶ月以上となっているが、体験が発作までに一〇年を経過した症例も報告されている（ディビッド・マス、大野裕覧・村山寿美子訳『トラウマ』講談社、一九九六年、七二頁）。

103　いわゆるホロコースト研究の第一波である（注49参照）。

104 記念館はクリントン大統領時代の一九九九年に至って完成する（国立ホロコースト記念博物館）。

105 Lifton, R. J.: *Death in Life: Survivors of Hiroshima*, University of North Caroline Press. 1991.

106 Van der Kolk, B. A. Fisler, R. E.: Childhood abuse and neglect and loss of self-regulation, *Bulletin of the Menninger Clinic*, 58; 2, 1994.

107 このＰＴＣＤという言葉のもとでは、ショック症状よりも抑うつ症状にあくまでも力点があることを強調したい。ここではすなわち、単なるストレス障害ではなく、抑うつ障害（うつ病性障害）のひとつであると考えておきたい。

108 一九八五年にはじめて上映された映画『ショアー』の制作者クロード・ランズマンは、戦後イスラエルで生活していたスレブニクに出演を依頼する。

109 クロード・ランズマン、高橋武智訳『ショアー』作品社、一九九五年、一二一九頁。

110 スレブニクの感情麻痺は映画『ショアー』のシーンにおいても明瞭に現れている。かつての虐殺現場（ヘルムノの焼却場）に立って当時を回想する彼の表情からは、何らの恐怖・悲哀感情も見て取ることはできない。彼はまったく無表情のまま、当時の出来事を淡々とカメラの前で回想するのである。

111 プリーモ・レーヴィ、前掲書、二三一頁。

112 同上。

113 同書、二三五頁。

114 同書、二三六頁。

115 同書、一七頁。

116 ヒルバーグ、前掲書、下巻、三六三頁。
117 エプスタイン、前掲書、九頁。
118 同書、一一頁。
119 同書、四九頁。
120 同書、三二六頁以下。
121 同書、三二七頁。
122 Sigal, J. : *Second-Generation Effects of Massive Psychic Trauma*, Brown, 1971. Sigal, J., Rakoff, V. : Some Second-Generation Effects of Survival of the Nazi Persecution, *Am. J. Orthopsychiat.*;4, 1973.
123 ユダヤ人絶滅機構に関与した主要人物の戦後については、ヒルバーグによるまとめがある。ヒルバーグ、前掲書、下巻、三一八—三三七頁を参照。
124 しかも、ごく普通の中流階級としてである。この点では日本の場合もまったく同様であったと思われる。
125 彼らの場合、単に戦後社会の中へ溶け込んだというより、戦前以上の地位を獲得した者が少なくなかった点に注意。詳細は Klee, E: *Was sie taten, was sie wurden*, Fischer, 1986 を参照。
126 ツェレフスキはこのほかにもアメリカの雑誌『建設』(*Aufbau*)に同様の回顧談を寄せている(同誌、一九四六年八月二十三日号)。
127 ヒルバーグ、前掲書、下巻、二五〇頁。
128 同書、二四九—二六九頁。

129 メンゲレは一九七九年にサンパウロの海岸で心臓麻痺により死亡した。埋葬名は彼の偽名「ヴォルフガング・ゲルハルト」のままである（一九八五年六月六日ブラジル連邦警察発表による）。

130 彼らは正当な教育を受けた社会的にも中流以上の家庭の出身者である。たとえば移動射殺部隊D隊長のオットー・オーレンドルフは大学出の法学博士であり、同C・第六出動部隊長ビーバーシュタインは教会（プロテスタント）牧師であった。アウシュヴィッツ収容所長だったルドルフ・ヘスの父親は商人であったが、同時に熱烈なカトリック信者でもあった。彼らを単なるサディストとする見方は現在では完全に否定されている。

131 シマンスキ、前掲書、二二一―二二三頁。

132 アウシュヴィッツ・ビルケナウで楽団員をしていたフランスのユダヤ人女性ファニア・フェヌロンは、ナチ親衛隊の求めに応じて開かれた演奏会で涙を流す隊員がいたことを驚きをもって回想している（ファニア・フェヌロン、徳田孝夫訳「ファニア歌いなさい」『文芸春秋』第五九巻第十一号、一九八一年）。また、野田は南京大虐殺に加わった日本軍兵士が虐殺後に揚子江の夜景を詠嘆する詩を記していたことに言及している（野田、前掲書、三四六頁）。

133 ルドルフ・ヘス、片岡啓治訳『アウシュヴィッツ収容所』講談社、一九九九年、三七五頁。

134 ヴァイツゼッカーはニュルンベルク関連裁判のひとつ「外務省裁判」（第十一訴訟）で懲役五年の判決を受ける（ヒルバーグ、前掲書、下巻、二六八頁）。

135 筆者は日本のいわゆる団塊世代と同じく、戦争に参加した父親をもつ世代のドイツ人（第二世代）に直接話を聞く機会を少なからずもったが、父親から当時の経緯について聞いていた者はむしろ少数であった。一部の者は、年老いて死に瀕した父親の口からはじめてその過去を聞いていた。

136 ダン・バルオン、姫岡とし子訳『沈黙という名の遺産』時事通信社、一九九三年。

137 島尾敏雄『出発は遂に訪れず』『出孤島記』など（ちくま日本文学全集『島尾敏雄』筑摩書房、一九九二年　所収）。

138 もっとも、戦犯とされた者の中には自殺したものも少なくなかった。彼らは否認・抑圧という防衛機制すらも潔しとせず、運命共同体としての天皇国家が崩壊したことに直接自らを重ねたとも言える。

139 漫画家の赤塚不二夫は、旧満州国で憲兵をしていた父親が、戦後も毎晩正座して軍刀を磨ぐ恐ろしい人物であったことを回想している（二〇〇一年三月五日付朝日新聞）。

140 Yehuda, R., Schmeidler, J., Wainberg, M. et al: Vulnerability to Posttraumatic Stress Disorder in Adult Offspring of Holocaust Survivors, *Am. J. Psychiat.*, 155; 1163, 1998.

141 Rosenhech, R., Nathan, P. : Secondary traumatization in the children of Vietnam veterans with posttraumatic stress disorder, *Hosp Community psychiatry*, 36 : 538 – 539, 1985.

精神病理学の戦後史・略年表（一八八〇～二〇〇〇年）

西暦	精神医学関連事項	一般的事項（ドイツ、日本ほか）
一八八〇～八八年	シャルコー「外傷性ヒステリー」	
一八八四		災害補償法（ドイツ）
一八八九	オッペンハイム「外傷神経症」	
一八九五	シュトゥリュンペル「災害神経症」	
一九一〇	フロイト『ヒステリー研究』 ドイツ精神分析協会（DPG）	
一九一三	ヤスパース『精神病理学総論』 クレペリン『精神医学』第八版	
一九一四		第一次大戦（～一九一八）
一九一八	クレッチュマー『敏感関係妄想』	日本軍シベリア出兵
一九二〇	フロイト『快楽原則の彼岸』 ベルリン精神分析研究所（BPI）拡張	
一九二二		ムッソリーニ政権誕生

一九三三		ヒトラー政権／遺伝病子孫予防法／最初の強制収容所
一九三五		ニュルンベルク諸法／レーベンスボルン協会
一九三七		日中戦争／南京大虐殺
一九三八	フロイト亡命	オーストリア併合／帝国水晶の夜／七三一部隊平房へ
一九三九	フロイト死去	第二次大戦（ポーランド侵攻）／ノモンハン事件
一九四〇	T４作戦のはじまり	アウシュヴィッツ建設／国民優生法（日本）
一九四一		独ソ戦／太平洋戦争
一九四二		ヴァンゼー会議／ラインハルト作戦（最初の絶滅収容所）
一九四三		イタリア無条件降伏
一九四四	プリーモ・レーヴィ、アウシュヴィッツへ	ヒトラー暗殺未遂事件
一九四五	アウシュヴィッツ解放	ドイツ、日本、無条件降伏
一九四六		ニュルンベルク裁判判決、東京裁判
一九四七	フランクル『夜と霧』 レーヴィ『アウシュヴィッツは終わらない』	アメリカ占領軍による返還法
一九四八		ベルリン封鎖／優生保護法（日本）
一九四九		西ドイツ成立
一九五〇	ドイツ精神分析学会（DPV）	朝鮮戦争

	再発足	
一九五一		アメリカによるナチ戦犯の恩赦
一九五三	コーエン『強制収容所における人間行動』	連邦補償法制定
一九五四	ヘフナー「実存うつ病」	
一九五五		西ドイツのNATO加盟
一九五六		ハンガリー動乱
一九五七	シュトラウス「根こぎうつ病」	一般戦争帰結法
一九五八	コレ論文	ナチス追及センター（ルードヴィヒスブルク）発足
一九六〇		アイヒマン逮捕
一九六一	トラウトマン論文／ユング死去	アイヒマン裁判判決
一九六三		アウシュヴィッツ裁判（〜一九六五）
一九六四		東京オリンピック／ナチ犯罪時効撤廃法
一九六五	ヘンゼラー論文	改正連邦補償法
一九六七	リフトン「生き残りの罪悪感」	
一九六八		プラハの春／アデナウアー死去
一九六九		連邦補償法の申請打ち切り／西ドイツ、ブラント政権（社会民主党）
一九七〇		ワルシャワ条約

一九七二		ミュンヘン・オリンピック／日中国交回復
一九七五		ベトナム戦争
一九七六	コレ死去	
一九七七		カプラー脱走事件／ドイツ・ポーランド教科書協定
一九七八	エプスタイン『ホロコーストの子供たち』	ホロコーストに関する大統領委員会（アメリカ）
一九七九		ナチ犯罪時効廃止決定（最終的）／ソ連軍、アフガニスタン侵攻
一九八〇	PTSDの診断基準（DSM－Ⅲ）／レーヴィ邦訳	強制断種犠牲者に一時金（一般戦争帰結法の適用）
一九八三	クレー『ナチ国家における「安楽死」』	西ドイツ、コール政権（キリスト教民主同盟）／バルビー逮捕
一九八四		西ドイツ、共和党結成
一九八五	バルオン『沈黙という名の遺産』	ヴァイツゼッカー大統領演説／刑法改正／ワルトハイム問題
一九八六		ドイツ歴史家論争／連邦文書館開設（コブレンツ）
一九八七	レーヴィ自殺	ルドルフ・ヘス（元ナチス副総統）自殺／南京大虐殺五〇周年
一九八九		ベルリンの壁崩壊／ヒトラー生誕百年→ネオ・ナチ活動活発化

一九九〇		ドイツ再統一、冷戦の終わり
一九九四	DSM-Ⅳ／コルクら「複合型PTSD」	
一九九五		阪神大震災、地下鉄サリン事件（日本）
		スイス銀行スキャンダル
一九九八		ドイツ、シュレーダー政権（社会民主党）成立
二〇〇〇		ドイツ・「記憶・責任・未来」基金制定の国会決議

（書名・論文タイトルは、すべて邦語に統一）

あとがき

一九八七年四月十一日、六八歳のプリーモ・レーヴィは、トリノにある自宅アパートの四階から飛び降りて自殺した。一九四五年の解放後、実に四二年あまりの歳月が流れたあとでの自殺だった。ソ連軍によって解放されたアウシュヴィッツから、彼は約十ヶ月におよぶ苦難の旅を経て、トリノの自宅にたどりつく。同時に「心の中身を吐き出す」かのように、自らのアウシュヴィッツ体験を綴りはじめる。それが一九四七年に出版された最初の著書『アウシュヴィッツは終わらない』である。だが、この本の売れ行きははかばかしくなく、戦後なお日の浅い時期にあって、人々の関心を引きつけることはできなかった。一九五八年、別の出版社から再刊されたが、ようやく注目されはじめたのは、一九六〇年代に入ってからのことである。一九六一年のアイヒマン裁判は世界的にジャーナリズムの関心をかきたて、いわゆるホロコースト研究の第二波が登場する。レーヴィの本もドイツ・イギリス・フランスなど各国語に訳され、大きな反響を呼び起こした（日本語訳は一九八〇年）。一九七二年には、イタリア国内で中高生向けの読み物を集めた学生版のシリーズに加えられ、新しい序文が附記される。さらに一九七六年には、それまでの講演で受けた若者からの質問に答えるかたちで「若い読者に答える」の章が加えられた。これが日本語訳の底本となっている。

プリーモ・レーヴィは、このように戦後も一貫して自らの悲惨な体験を語り続けた。この勇気ある態度は、多くの生き残りが感情抑圧や合理化などによって過去の体験を隠し、あるいは修正することによって精神の均衡を何とか保とうとした姿勢に比べると、きわめて対照的であった。レーヴィは戦後も、おそらく途切れることなく、人間性を否定された苛酷な過去の体験と正面から向き合い続けていた。そして、解放後も悪夢に悩まされた。左腕には、174517の青い番号が消えることなく残る。「時間を見ようと腕時計を探すたびに」、この入れ墨を見てしまう習慣はなくならなかった。自殺の前年からは抑うつ状態が悪化し、自殺の当日には親しかったラビのトアッフ教授に電話して次のように語ったという。

「母は癌を病んで苦しんでおり、その姿をみていると、アウシュヴィッツで板寝台に横たわっていた人々の顔が重なってしまう。もう、どう生きていけばよいのか分からない。こういう生には、これ以上耐えられない。」（大久保昭男「プリーモ・レーヴィ没後一〇年に思う」朝日新聞一九九七年十月十六日夕刊）

しかしながら、このような状況を単なるPTSDのフラッシュバックなどと安易に判定するべきではなかろう。レーヴィの精神に何が起きていたのか、自殺の原因が正確には何であったのか。——すべての自殺がそうであるように、本人の口からそれを聞き出すことは、もはや誰にもできない。ただ一つ確かなことは、レーヴィがアウシュヴィッツでその人間性を否定され、魂を破壊される体験をしたこと、生き残ったのちには、最後までその体験を証言し続けたこと、それだけである。

アウシュヴィッツの体験と、それを一貫して記憶し保持し続け、なおかつ公に語り続けるということが、いかに厳しく苛酷なことであるのかは、容易に想像がつくだろう。多くの人々はそれを忘れようと努力し、家族に対してすら語らず、抑圧し続けることで、かろうじて魂の死を回避できたのであるから。

レーヴィは戦後結婚したが、子供があったのかどうかについて筆者は知らない。しかし、彼に子供がいたのなら、そこには本書で述べた第二世代効果などの影響が及んでいた可能性は高いであろう。一個人の内部においても、おそらく一生のあいだ残遺し、さらには世代を超えて伝播する長期的トラウマとは、一体いかなるものであろうか。それは少なくとも、アウシュヴィッツ以前の精神医学が経験したことのない何かであろう。

本書の最終目的は、人間性の究極的破壊にも通じるこの体験実体に何らかの答えを与えようとすることにあったが、精神病理学の戦後史を辿り終えたいま、それが果たしてどこまで成功したのかについてははなはだ自信がない。だが、この問題は将来への重要な課題の一つとして、今後も精神病理学が記憶し伝達してゆくべきものと考える。

なお、本書で使用したいくつかの言葉について、若干の説明を加えておきたい。

本書においては「強制収容所」と「絶滅収容所」の違いを一応説明はしたが、全体的にはあまり区別することなく使った。とくに「強制収容所症候群」と言うとき、その区別はあいまいである。しかし、現実としてはトレブリンカ、ゾビボール、ベルツェック、ヘルムノなどの絶滅収容所の生存者はごくわずかであり、アウシュヴィッツは強制収容所と絶滅収容所を兼ねた、いわば半絶滅収容所であった。その他多数の強制収容所もあったことから、ここでは「強制収容所」の名で統一した。収容されていた人々（その大半はユダヤ人）を指す言葉も、一般には「囚人」、「被収容者」、「抑留者」など様々であるが、一部の刑事犯を除けば、ほとんどは単なる被迫害者にすぎない。いわゆる囚人頭《カポー》として残虐行為をはたらいていたとされるドイツ系ユダヤ人も、同じくナチの囚人としてその役割を強要されていた点で被迫害者の一員であったことに変わりはない。それゆえ、「囚人」という言葉も適切ではないのだが、本書ではとくに意識的に区別しなかった。コレ論文に現れる「ジプシー」という言葉は、ドイツ語原文ではZigeunerで、この名称はニュルンベルク諸法（帝国公民権法および血統保護法）の中で法律用語としても使われていたが、戦後は少数民族に対する差別語として次第に忌避され、現在では「シンティ・ロマ」が用いられる。コレはまだこの言葉を使用していないので、訳語もそれに対応させた。

　本書の執筆に際しては、注に引用した文献以外にも多数の論文・資料を参考にした。とくにＰＴＳＤに関する精神医学論文は、今日ではきわめて数が多く、そのすべてを明記することはできなかった。そのうち、とくに英語論文の収集に当たっては、東京都精神医学総合研究所（精神病理）の高橋祥友・林直樹両氏のご厚意にあずかった。また、連邦補償法と強制断種犠牲者の戦後補償に関する資料や知見に関しては、東京大学（大学院助教授）の市野川容孝《やすたか》氏のご助力をいただいた。ともに記して、厚く御礼申し上げたい。

筆者は戦後の日本で生まれ育った人間であるが、父親は陸軍兵士として中国侵略戦争に参加し、その死に至るまでついに自らの戦争体験を語ることはなかった。それゆえ筆者自身も「第二世代効果」を知らぬ間に受けてきたと言ってよいかもしれない。筆者が戦争後遺症、とくにホロコーストの後遺症についてはじめて見聞きする機会を得たのは、ポーランド映画『戦争の真の終り』であったと記憶する。カワレロウィッチ監督がこの映画を製作したのは一九五七年であるが、日本での上映はずっとあとのことであった。主人公のユリウシュはナチ収容所から解放されたが、精神に異常をきたして帰還する。彼の妻は絶望的と思っていた夫が帰還したとき、すでに再婚相手と交際していた。映画ではユリウシュのフラッシュバック発作の場面が印象的に描かれる。結局彼は自殺するのだが、妻も再婚をあきらめるところで映画は終わる。全編モノクロでとられた暗く殺風景な地方都市の背景とともに、映画の内容はその後も長く記憶に残ることとなった。もちろん、この映画だけが筆者のホロコースト後遺症研究のきっかけを作ったわけではないが、人間は日常の無意識のうちに些細なことで何らかの強い動機づけをうけているのかもしれず、思わぬところからいろいろな影響を受けるものだと感じる。

最後になったが、現代書館の小林律子氏には、本書の企画段階から上辞に至るまで、長い期間にわたりお世話になった。企画は早くから出ていたものの、もっぱら筆者の多忙を理由に、原稿の完成は遅れに遅れた。しんぼう強く待たれていた小林氏には頭が下がる思いがする。お詫びと同時に、一言、お礼申し上げたい。

二〇〇二年二月

東京・千駄木にて　小俣和一郎

小俣和一郎（おまた・わいちろう）
一九五〇年、東京都生まれ。一九七五年、岩手医科大学医学部卒業。一九八〇年、名古屋市立大学医学部大学院卒業（臨床精神医学専攻、医学博士）。一九八一－八三年、ミュンヘン大学精神科に留学。現在、上野メンタル・クリニック（東京都文京区）院長。ドイツ精神神経学会正会員。
著書『精神病院の起源』『精神病院の起源・近代篇』（太田出版）、『精神医学とナチズム』（講談社）、『ナチスもう一つの大罪――「安楽死」とドイツ精神医学』（人文書院）、共著『臨床精神医学講座（第二二巻）』（中山書店）、『系統看護学講座・精神保健福祉』（医学書院）、『Psychiatrie im Kulturvergleich』（VWB-Verlag）

ドイツ精神病理学の戦後史
――強制収容所体験と戦後補償

二〇〇二年四月十日　第一版第一刷発行

著　者　小俣和一郎
発行者　菊地泰博
発行所　株式会社 現代書館
東京都千代田区飯田橋三―二―五
郵便番号　102-0072
電　話　03(3221)1321
FAX　03(3262)5906
振　替　00120-3-83725
組　版　ワニプラン
印刷所　平河工業社（本文）
東光印刷所（カバー）
製本所　矢嶋製本

制作協力・東京出版サービスセンター
 ISBN4-7684-6819-5

http://www.gendaishokan.co.jp/